Zur

Inneren Urethrotomie.

Beiträge

zur

Geschichte dieser Operation und der zu ihr erfundenen Instrumente

sowie

zur Ehrenrettung Stafford's.

Von

Dr. B. Stilling,

practischem Arzte und Operateur in Cassel.

Mit einer lithographirten Tafel.

Berlin.

Druck und Verlag von Georg Reimer.

1866.

Separat-Abdruck aus Göschen's Deutscher Klinik 1866. No. 20 ff.

Vorwort.

Die grosse Bedeutung, welche die innere Urethrotomie bei der Behandlung der Harnröhren-Stricturen erlangt hat und für alle Zeiten in noch höherem Grade behaupten wird, schien es mir zu erheischen, dass die Erörterung verschiedener bedeutender Momente, welche auf diese Operation Bezug haben, auch die möglichst weite Verbreitung erlange. — Ich habe daher die nachfolgenden Blätter, welche in der Deutschen Klinik von Dr. A. Göschen im Laufe dieses Jahres veröffentlicht worden sind, als besondere Broschüre erscheinen lassen, um dieselben den deutschen Aerzten und Wundärzten leichter und allgemeiner zugänglich werden zu lassen, als solches durch die Mittheilung in dem immerhin beschränkteren Kreise der genannten Zeitschrift thunlich ist.

Ein langjähriges besonderes Interesse, welches ich der inneren Urethrotomie zugewendet, und die langjährige practische Beschäftigung auch mit diesem Zweige der Heilkunde gestattet mir die Annahme, dass die Leser in den folgenden Mittheilungen nicht die Ergüsse eines Neulings auf dem Felde der Chirurgie zu erkennen glauben dürfen.

Eine genaue Bekanntschaft mit dem Erfinder der neueren Urethrotomie resp. mit dem Manne, welchem es zu danken ist, dass die innere Urethrotomie unter die classischen Operationen aufgenommen worden ist, mit Stafford, so wie mit seinen Instrumenten und Operations-Methoden, welche mir durch meinen Aufenthalt in England im Sommer 1843 und durch persönlichen befreundeten Umgang mit dem nunmehr verstorbenen Stafford zu erlangen vergönnt war, verpflichtet mich vorzugsweise, im Interesse der Wissenschaft die Stafford'schen Leistungen gegen die Usurpationsversuche Anderer sicher zu stellen.

Es schien mir hierbei eine Pflicht zu sein gegen einen Mann in die Schranken zu treten, welcher seit Jahren es sich angelegen sein lässt, sich als den Erfinder der inneren Urethrotomie und der besten hierzu anwendbaren Instrumente zu geriren, welcher geflissentlich die Verdienste seiner Vorgänger zu verdunkeln oder zu verwischen strebt, obwohl er nicht das mindeste Neue von irgend welcher Bedeutung erdacht, sondern nur seine Vorgänger — die er nicht zu kennen vorgiebt — ausgebeutet hat, und welcher sich als die erste Autorität und höchste Instanz in urologicis in Deutschland den deutschen Chirurgen zu imponiren bestrebt, kraft deren er das Recht zu haben glaubt bei allen, in Bezug auf Urologica auftauchenden neuen Arbeiten sich zum allein competenten Richter aufzuwerfen, wobei er nicht ermangelt, das — was er nicht für verwerflich hält — als sein geistiges Eigenthum zu bezeichnen, und Anderes, was seinen Beifall nicht hat, in verschiedener und selten zu rechtfertigender Weise zu tadeln.

Die innere Urethrotomie hat in Deutschland leider noch so wenig Boden gefunden, und seit dem zu frühen Tode des ausgezeichneten Seydel in Dresden giebt es so wenige Specialisten in urologicis in Deutschland, welche sich für die innere Urethrotomie interessiren, dass es für Ivánchich in Wien möglich war, 20 Jahre lang in der oben bezeichneten Weise deutschen Aerzten und Wundärzten gegenüber sich zu benehmen. Ich sage absichtlich: den deutschen Aerzten und Wundärzten gegenüber. Denn in Frankreich und England würde ein solches Auftreten, wie es sich Ivánchich in Deutschland erlaubt hat, nicht möglich sein. Er würde sich in Frankreich wie in England mit seinem Gebahren unmöglich gemacht haben. Denn in beiden Ländern sind seit einer langen Reihe von Jahren so ausgezeichnete Specialisten in urologicis, deren Grundsätze und Verfahrungsweisen Ivánchich zu adoptiren, in deren Fussstapfen er in practischer Beziehung zu treten versucht hat, dass — hätte Ivánchich seine Rolle dort zu spielen versucht — die Kritik ihn längst blosgestellt haben würde. Dass die Ausländer das nicht dennoch gethan, kommt daher, dass sie sich gegenüber den Ivánchich'schen Arbeiten indifferent verhalten, was sicherlich nicht geschehen wäre, hätte Ivánchich irgend etwas Neues, oder irgend Etwas von Bedeutung geleistet.

Ivánchich aber hat in Deutschland versucht, die Rolle Civiale's zu spielen. Das practische Geschick Civiale's ist weltbekannt, aber nicht minder bekannt ist es auch, dass er alle neuen Entdeckungen oder Erfindungen, welche von Anderen seiner Zeitgenossen in urologicis gemacht worden sind, sehr häufig als sein Eigenthum reclamirte. So schrieb bereits Amussat im Jahre 1832, dass Civiale „selon son usage semble ne s'être attaché qu'à copier ses devanciers" (Leçons du Dr. Amussat, sur les rétentions d'urines, etc., publiées par A. Petit, Paris 1832, 8. p. 22), und Leroy d'Etiolles schrieb im Jahre 1845, in seiner classischen „Urologie", p. 291, über Civiale, in nicht minder schmeichelhafter Weise: „ce Monsieur est comme le fisc, il croit avoir un droit à prélever sur tout ce que se fait et se fera en urologie." Er wies ihm dabei nach, dass Civiale die Leistungen Anderer auf die ungerechteste und aller Wahrheit zuwider laufende Weise darstellt und bespricht, so z. B. dass er von Leroy d'Etiolles' Cauterisation rétrograde angab, er wende sie an bei Stricturen, „qu'une bougie capillaire ne peut traverser;" er nennt Leroy d'Etiolles' Instrumente „inutiles", seine Vorschriften und Ideen „aventureux" u. s. w. (p. 328), und alles mit einer so offenbaren Partheilichkeit, dass Leroy d'Etiolles sagen konnte, es sei Civiale's „malice cousue de fil trop blanc, pour que personne s'y laisse prendre." Ich will nicht tiefer in die bezeichneten Eigenthümlichkeiten Civiale's eingehen; fast alle Specialisten in urologicis haben gegen Civiale in mehr oder minder gleicher Weise Klagen geführt. Das Gesagte soll nur zum Anknüpfungs-Puncte dienen, um die Parallele, welche ich als zwischen Civiale und Iványchich bestehend angedeutet, hier auszuführen. Ivánchich ist ein ausgezeichneter Practiker in der Lithotritie und in der inneren Urethrotomie; das ist eine bekannte und unbestrittene Thatsache. Dieser Ruhm scheint ihm aber nichts weniger als zu genügen. Er will auch den Ruhm des Erfinders an sich reissen, und zwar — da die Erfindung der Lithotritie unbestreitbar Civiale gehört, so hat sich Ivánchich diejenige der inneren Urethrotomie zu vindiciren gesucht.

Es ist aber nicht blos eine Schuld, welche der Wissenschaft überhaupt abgetragen werden muss, — die Schuld, eine wahre historische Darstellung zu geben — es ist auch eine Schuld, welche den Franzosen und Engländern gegenüber abgetragen werden muss, dass wir es in Deutschland nicht dulden, dass das geistige Eigenthum eines Engländers von einem Deutschen geraubt und für das seinige ausgegeben werde. Ich habe es übernommen, diese Schuld abzutragen, und werde demnächst in einer ausführlichen Geschichte der inneren Urethrotomie auf das Speciellste darauf zurückkommen, dass Ivánchich sich in vieler Hinsicht das geistige Eigenthum seiner Vorgänger angeeignet und solches für sein Eigenthum ausgegeben hat.

Ich will hier nur ganz kurz anführen, dass Ivánchich in seiner Schrift über die organische Verengerung der Harnröhre (1846) sich ganz offen als Erfinder der inneren Incision der Harnröhren-Stricturen darstellt, indem er p. 106 sagt, er sei „auf seine alleinigen geringen Verstandeskräfte beschränkt" gewesen, und spricht „von den Vorzügen dieser Methode, die wir (I.) zufolge unserer Erfahrungen **entdeckt.**" Kommen auch an manchen Orten seiner Schrift wieder Sätze vor, welche dem eben Gesagten widersprechen, und rühmt auch selbst Ivánchich, mit dem Pompe einer tadellosen Loyalität sich bekleidend, seinen Gerechtigkeitssinn in Betracht fremder Verdienste und fremden Eigenthums, so bleiben diese Redensarten eben nur — Redensarten Ivánchich's. Der Verlauf dieser Blätter zeigt, dass die Schrift Ivánchich's über Harnröhren-Verengerungen mit Widersprüchen versehen ist, satis superque, und dass die Achtung fremden Eigenthums in Ivanchich's Schrift nicht zu finden ist. Ausführlichere Beweise findet der Leser in meiner angekündigten Schrift über die Geschichte der inneren Urethrotomie.

In vorliegender Abhandlung will ich nur nachweisen, dass der Ruhm, welchen Ivánchich für sich in Anspruch nimmt, dem Heros der inneren Urethrotomie, dem Engländer Stafford zukommt, welcher bereits 1827 diejenigen Erfindungen gemacht hatte, die Ivánchich 1846 als sein Eigenthum proclamirte.

Die nachfolgenden Zeilen haben aber nicht ausschliesslich historisches Interesse. Ich glaube, dass die verschiedenen Auseinandersetzungen für diejenigen Aerzte und Wundärzte, welche sich für das Capitel der inneren Urethrotomie interessiren, Stoff zum Nachdenken geben, und Fragen wecken, welche zu den bedeutendsten in der chirurgischen Therapie der Harnröhren-Verengerungen gehören. Eine ausführliche und eingehende Besprechung der verschiedenen Momente, welche bei der Behandlung der Structuren durch die innere Incision in Frage kommen, wird der Leser in meiner demnächst dem Druck zu übergebenden Geschichte der inneren Urethrotomie finden, auf welche ich einstweilen aufmerksam machen will.

Cassel, im März 1866.

Dr. Stilling.

Im Anfange dieses Jahres veröffentlichte Ivánchich in Wien eine Brochüre unter dem Titel: „Gemischte urologische Abhandlungen“ [1]. In derselben giebt Ivánchich pag. 8 — 22 drei kleine Aufsätze wieder, welche er bereits im Jahre 1853 in der Wiener medicinischen Wochenschrift (von Wittelshöfer) No. 13, 14 u. ff. dem ärztlichen Publicum vorgelegt hatte. Diese Aufsätze sollten den Zweck haben, einen von mir in der Wiener medicinischen Wochenschrift kurz vorher (1853, No. 9) ausgesprochenen Satz, dass die Ivánchich'schen Urethrotome wesentlich nur Nachbildungen der Stafford'schen Instrumente seien, zu widerlegen.

Nachdem Ivánchich in No. 13 und 14 genannter Wochenschrift seine erste „Verwahrung“ mitgetheilt, gab ich in No. 21 und 22 derselben Zeitschrift meine „Erwiderung“ ab, in welcher ich meine aufgestellte Behauptung stützte. Ivánchich veröffentlichte hiernach eine „wiederholte Verwahrung“ gegen die angefochtene Autorschaft seiner Urethrotome in No. 23 der genannten Wochenschrift. In dieser war von der eigentlichen Sache kaum mehr die Rede, und sie enthielt keinen Punct, der als Widerlegung meiner Behauptung hätte gelten können. Ich erklärte daher in einem „Schlusswort“ in No. 25 der Wiener Wochenschrift, dass ich die Entscheidung dieser Fragen dem wissenschaftlichen Forum zu überlassen und mit Hrn. Ivánchich keine Erörterungen mehr zu wechseln hätte. Ivánchich erliess hiernach in No. 26 der gedachten Wochenschrift ein „Schlusswort,“ in welchem nur einige indifferente Formalien, nichts aber auf die Sache Bezügliches mitgetheilt wurden.

Es liess sich erwarten, dass hiermit die Sache zwischen Ivánchich und mir abgethan sei, dass die Geschichte der Urethrotomie dereinst ein reifes Urtheil über den streitigen Punct zu fällen habe. Ivánchich scheint aber dieser Ansicht nicht gewesen zu sein; denn er reproducirt seine „Verwahrungen“ in seiner neuesten Brochüre von 1866, jedoch ohne meine Erwiderungen beizufügen. Der Leser der Ivánchich'schen Schrift ist also nicht in den Stand gesetzt, dem „audiatur et altera pars“ zu genügen.

Aus diesem Grunde, hauptsächlich aber weil es nicht gleichgültig ist, ob die Geschichte der Urethrotomie und der dazu erfundenen In-

[1] Dr. Victor v. Ivánchich, Gemischte urologische Abhandlungen didactischer, casuistischer und kritisch-polemischer Natur. Wien, Seidel, 1866. 8.

strumente eine lautere sei, oder eine mit verfälschten Daten versehene — aus diesen Gründen, sage ich, habe ich es unternommen, nochmals diesen Streit aufzunehmen, und die bisher vielleicht noch nicht genügend aufgeklärten Puncte möglichst in's Klare zu setzen. Es wird mir dieses um so leichter werden, als ich nicht für meine Person oder für eine von mir gemachte Erfindung in die Schranken trete, sondern für die Wahrheit und deren Ermittelung ausschliesslich.

Ich theile also zunächst mit, was ich in meinem Aufsatze: „Ueber die Heilung der organischen Harnröhrenverengerungen durch die innere Incision mittelst eines neuen Instruments“ in No. 9 der Wiener medicinischen Wochenschrift von 1853 gesagt hatte und was den Anstoss zu Ivánchich's „Verwahrung“ gab. Es lautete wie folgt:

„Die innere Incision der organischen Verengerungen der Harnröhre scheint die übrigen bisher gepriesenen Methoden zur Heilung des genannten Uebels allmälig zu verdrängen und bald gänzlich zu beseitigen. Bereits im Jahre 1838 habe ich auf die grosse Bedeutung dieser Operation aufmerksam gemacht, bei Gelegenheit der kritischen Besprechung des Stafford'schen Werkes [1]) in den Schmidt'schen Jahrbüchern [2]). Alle seit dem Erscheinen des genannten Werkes erfundenen Operationen und Instrumente zu gedachtem Zwecke sind nichts Anderes als Nachahmungen oder wenig bedeutende Modificationen der Stafford'schen Methode und Instrumente. Man darf nur die rohen Abbildungen in dem Stafford'schen Buche pag. 58, 60 und 62, oder in Schmidt's Jahrbüchern l. c. pag. 268 ansehen, um alsbald zu erkennen, dass alle die Urethrotome, von den Ricord'schen bis zu den Ivánchich'schen, welche uns die letzten Decennien gebracht haben, eben nichts Anderes sind als Instrumente Stafford's, oder nach Stafford'scher Idee. Diesen Wundarzt hat das Geschick betroffen, dass der ihm gebührende Dank für seine bedeutende Erfindung von Anderen usurpirt worden ist, und es ist mir eine angenehme Pflicht, hier einige Worte der Genugthuung und Anerkennung für Stafford niederzulegen.“

Ich fügte in einer Anmerkung hierzu noch Folgendes bei:

„Auch die von Ivanchich angegebene und abgebildete Reihe von Urethrotomen ist nichts Anderes als eine Ausführung der Stafford-schen Idee. Ivanchich's Urethrotome sind wesentlich nur die Ricord'schen; letztere sind wesentlich nur die Stafford'schen. Die an den Ivánchich'schen Instrumenten angebrachte Spiralfeder, welche die vorgestossene Klinge des Urethrotoms jedesmal zurückzieht, wenn der Fingerdruck des Operateurs nachlässt, ist ebenfalls eine Stafford-sche Erfindung. Pag. 63 seines Werkes sagt Stafford: „The stilette is then pressed gently and gradually forward, when the lancet is protuded out at this point and is thus made to incise the stricture. The

[1]) On perforation and division of permanent strictures of the urethra by the lancetted stilettes etc. by R. A. Stafford. 3. edition. London 1836. 8.

[2]) Jahrbücher der in- u. ausländischen gesammten Medicin von C. C. Schmidt. Jahrg. 1838. Bd. XX. Heft 2. pag. 264—276.

lancet must be immediately drawn back, or allowed to retire into its sheath by the action of the spring.“ In einer hier zugefügten Note sagt Stafford weiter: „The instrument may be made either with or without the spring, as the operator may please. If it be made with the spring, its own action will draw the lancet back, if without the operator must himself draw it back.“ Ferner sagt Stafford, l. c. pag. 57, von seinem einfachen Lancettenstilet oder Urethral-Perforator: „It consists of a round, graduated, hollow silver tube (either straight or curved, like a catheter, as may be required), containing a stilette, at one end of which a lancet is attached, and at the other there is a handle. When this instrument is complete, the stilette fits into the sheath (*having a spiral spring on it*), so that, by pushing the handle, the lancet will project from the extremity of the tube, and by drawing it back it will retire into it again.“ Stafford hatte es aber unterlassen, seine mit Spiralfedern versehenen Instrumente abbilden zu lassen; daher konnte jener Mechanismus in neuerer Zeit als neue Erfindung figuriren [1]). Ich bin übrigens weit davon entfernt, die betreffenden Autoren deshalb eines Plagiats beschuldigen zu wollen, und erkenne gern den Eifer an, womit in neuerer Zeit Männer wie Ricord, Mercier, Rattier, Reybard, Iváncbich u. A. die Incisionsmethoden der Harnröhrenstricturen zur möglichsten Vollkommenheit zu bringen versucht haben.“

Wenige Tage nach Veröffentlichung meines Aufsatzes machte Ivánchich in No. 13 u. 14 der Wiener medicinischen Wochenschrift, Jahrgang 1853, Folgendes bekannt:

Verwahrung

gegen die Behauptung des Hrn. Dr. B. Stilling aus Cassel, „die Ivánchich'schen Urethrotome sind wesentlich nur die Ricord'schen — letztere wesentlich nur Stafford'sche — und Stafford hat das Geschick betroffen, dass seine bedeutende Erfindung von Anderen usurpirt worden sei.“

Es beliebte dem Hrn. Dr. B. Stilling aus Cassel einen in der No. 9 dieser Blätter l. J. begonnenen, und durch die Nrn. 10, 11 und 12 fortgesponnenen Aufsatz über die Heilung der organischen Harnröhrenverengerungen durch die innere Incision mittelst eines neuen Instrumentes zu veröffentlichen.

Insofern Hr. Dr. Stilling in diesem Aufsatze meine, in meiner Monographie der organischen Verengerung der Harnröhre vom Jahre 1846 ausführlich entwickelten Ansichten über die Souveränetät der inneren Incision als Heilmittel der organischen Verengerung der Harnröhre wiedergiebt, kann mir die Tendenz dieses Aufsatzes nur er-

[1]) Die organische Verengerung der Harnröhre und ihre vollkommenste Behandlung, von Dr. V. Ivánchich Wien 1846. 8.

wünscht sein, auch kann ich Alles, ausser das die Autorschaft meiner Urethrotome Angreifende, um so leichter mit Stillschweigen übergehen, als ich wirklich mit gutem Gewissen dem Hrn. Dr. Stilling beipflichten kann, dass der theoretische Theil seines Aufsatzes nichts, gar nichts belangreiches Unbekanntes enthält, ja diese Harmlosigkeit meiner Meinung nach sich auch auf den practischen Theil erstreckt, mit welchem Hr. Dr. Stilling die Kunst zu bereichern wähnt.

Aber schon nicht so indulgent kann ich sein in Betreff des von Hrn. Dr. Stilling gemachten Angriffs auf die Autorschaft meiner Urethrotome. Zwar erklärte ich schon in meinem Werke p. 122: „dass ich auf die Autorschaft meiner Urethrotome nicht allzu grosses Gewicht lege," dann, „dass mich von allen Pruritibus derjenige, als Erfinder zu glänzen, am wenigsten quält;" ferner p. 96: „dass ich sehr gut weiss, dass es Aerzte gab, die die Incision apriorisch und aposteriorisch, mehr oder weniger wissenschaftlich formulirt, als rationelle Heilmethode der organischen Verengerung der Harnröhre darzustellen bemüht waren" (was ich blos deshalb anführte, um allen Schein von mir abzuwälzen, als ob ich die Thorheit begehen wollte, mir die Erfindung der Incision anzueignen, da ich mich mit der etwaigen Anerkennung begnüge, unter diejenigen gezählt zu werden, die sowohl diese Heilmethode wissenschaftlich formulirt, als auch hierzu die möglichst vollkommensten Urethrotome angegeben haben), endlich, „dass ich das Eigenthumsrecht meiner Urethrotome Jedem, der sich mit genügenden Documenten ausweisen sollte, augenblicklich ohne Widerrede zuzuerkennen bereit bin." — Wie gesagt, ich habe mich schon in meinem Werke zu allen diesen Postulaten der Vernunft und der Loyalität freiwillig verstanden, kann aber doch nicht das Beispiel einer an Idiotismus grenzenden Selbstverleugnung geben, und Hrn. Dr. Stilling's unrichtigen Behauptungen, „meine Urethrotome seien wesentlich nur Ricord'sche, letztere wesentlich nur Stafford'sche — und diesen Wundarzt habe das Geschick betroffen, dass seine bedeutende Erfindung von Anderen usurpirt worden sei, Stillschweigen entgegensetzen, um nicht dem Sprichwort: qui tacet consentire videtur Geltung zu geben, und somit der Autorschaft meiner Urethrotome, dieser schönsten Frucht meiner vieljährigen Arbeiten, stillschweigend zu entsagen. Nein, Hr. Dr. Stilling, das geht nicht an, ich habe Ihre Behauptungen gewogen, aber sie für zu leicht befunden, und selbst das Corrigens, welches Sie Ihrer bitteren Medicin, die Sie mir zu verschlucken geben, beimengen, um sie geniessbarer zu machen, und um vielleicht auch etwaigen Reclamationen, die Ihnen schon im Geiste vorgeschwebt zu sein scheinen, das Prävenire zu spielen, lautend: „Ich bin übrigens weit davon entfernt, die betreffenden Autoren deshalb eines Plagiats beschuldigen zu wollen, und erkenne gern den Eifer an, womit in neuerer Zeit, Männer wie Ricord, Mercier, Rattier, Reybard, Ivánchich und viele Andere die Incisionsmethoden der Harnröhrenstricturen zur möglichsten Vollkommenheit zu bringen versucht haben," kann mich in meinem Vorsatze, Ihre unrichtigen Behauptungen zu widerlegen, nicht wankend machen.

Vor Allem erkläre ich, dass ich keinen Vortheil ziehen mag aus der wahrhaft originellen Logik des Hrn. Dr. Stilling, wonach ich ein Usurpator fremder Erfindung sein soll, und doch auch wieder kein Plagiator; dass ich über diesen logischen Stolperer des Hrn. Dr. Stilling in keine Ausrufungen, als z. B. Risum teneatis, oder Difficile est satyram non scribere etc. — was zwar boshaft, aber nicht unlogisch wäre — ausbrechen will; dass ich es für überflüssig halte, hier eine Definition der Usurpation und des Plagiums zu geben, da doch jeder Gymnasiast weiss, dass es eine Ungereimtheit sei, zu behaupten, Jemand usurpire eine Erfindung, sei aber dennoch kein Plagiarius. Ich wiederhole, dass ich aus der Spinalirritation dieser Logik keinen Nutzen ziehen, sondern einfach in eine gedrängte Untersuchung des Mechanismus und des Princips der Ricord'schen, dann der Stafford'schen, endlich der eigenen Urethrotome eingehen, danach aber eine ebenso kurze Parallele nachfolgen lassen will, wodurch es mir hoffentlich — um mich militärisch auszudrücken, da doch Hr. Dr. Stilling in seinem Aufsatze gleichfalls eine militärische Parabel anwendet — „auch ohne langen, nach den gemessenen Regeln der Tactik geführten Kampf," sondern ganz einfach durch eine kurze Husarenattaque (wobei vielleicht auch die Kriegskunst, um ebenfalls ein Citat des Hr. Dr. Stilling zu gebrauchen, auf das er so grosses Gewicht legt, „mehr in den Beinen als in den Waffen liegt") gelingen wird, Hrn. Dr. Stilling's Behauptungen über den Haufen zu werfen.

Beginnen wir also den Reigen mit den Ricord schen Urethrotomen, lassen wir hierauf die meinigen folgen, und untersuchen wir dann, ob die Behauptung des Hrn. Dr. Stilling: meine Urethrotome seien wesentlich nur die Ricord'schen, stichhaltig sei oder nicht.

Um diesen Ausspruch zu machen, muss Hr. Dr. Stilling meine Urethrotome ebenso kennen wie die Ricord'schen; er muss wissen, dass ich zweierlei Urethrotome angegeben, gerade und gekrümmte; muss mit einem Worte mein Werk, welches er doch selbst citirt, und das für die einzig authentische Quelle meiner Arbeiten über die organische Verengerung der Harnröhre anzusehen ist, aufmerksam gelesen haben. Wie kommt es nun aber, dass er zu dem Ausspruche gelangt: „meine Urethrotome seien wesentlich nur die Ricord'schen," nachdem ich zwar in meinem Werke p. 125 u. seq. selbst gestehe, die Idee meines geraden Urethrotoms gehöre Hrn. Ricord an, von welchem er sich nur durch die federnde Eigenschaft (eine übrigens auch nicht unbedeutende Vervollkommnung) unterscheidet, dagegen nicht nur durch eine bis in die kleinsten Details gehende Beschreibung, sondern auch durch getreue Abbildung der Ricord'schen und des eigenen gekrümmten Urethrotoms ad captum beweise, dass mein gekrümmter Urethrotom ein von dem gekrümmten Urethrotom Ricord's ganz verschiedenes Instrument sei; ferner dass ich zeige, wie der Schaft meines gekrümmten Urethrotoms nicht blos gerade ist, wie bei dem gekrümmten Urethrotom Ricord's, sondern von der Biegung der Canüle angefangen, mit einer von oben nach unten flach gedrückten, etwas breiteren, elastischen Uhrfeder zusammengelöthet ist, wodurch es einzig und allein ermöglicht ist, dass die am Ende der Uhrfeder angebrachte Klinge aus der bei meinem gekrümmten Urethrotom bis an's Ende der Canüle reichenden, und sich dort mit einer schief aufsteigenden kleinen Fläche endigenden Rinne hervortreten kann, nicht aber blos an der Biegung der Canüle wie beim Ricord'schen.

Wie kommt es nun, dass Hr. Dr. Stilling diess Alles nicht weiss oder nicht angiebt, und nicht einsieht, dass hierdurch mein gekrümmter Urethrotom ein von dem gekrümmten Urethrotom Ricord's gänzlich verschiedenes Instrument geworden, was doch einem Jeden einleuchtet, der von meinem Werk auch nur eine oberflächliche Einsicht nimmt. Aus diesem muss ich schliessen, dass Hr. Dr. Stilling bei seinem Aufsatze das bei jeder Kritik Unerlässliche — qui bene distinguit bene docet — nicht genug vor Augen gehabt, und demnach zum zweiten Male gegen die gesunde Logik verstossen hat. Zum Beweis, dass mein gekrümmter Urethrotom im Wesentlichen nicht der gekrümmte Ricord'sche Urethrotom ist, diene auch eine meine Urethrotome betreffende Stelle aus dem Rapport der Commission d'Argenteuil an die Pariser Academie der Medicin vom 24. August 1852, an welcher Commission Hr. Ricord selbst Theil genommen, und welche Stelle auf p. 15 wörtlich also lautet: „L'urétrotôme droit de Mr. Ivánchich ressemble à celui de Mr. Ricord; il en diffère seulement en ce, que la tige qui porte la lame est mue par un ressort renfermé dans une petite boite située à l'extrémité extraurétrale de l'instrument; ce ressort comprimé fait saillir la lame, qui rentre au contraire très-rapidement dès que la pression a cessé.

L'urétrotôme courbe (de Mr. Ivánchich) diffère essentiellement des instruments du même genre. Il se compose d'une canule courbe munie d'une coulisse, qui s'étend jusqu'au bout de l'instrument, lequel se termine par un petit plan incliné. La lame sort au bout de la canule courbe, et la tige, qui la supporte, se termine par un ressort de montre, qui correspond à toute la longueur de sa partie courbe. Il suffit donc pour inciser le rétrécissement, que le bout de la canule s'engage dans son intérieur. L'incision devant, en général, être fait en bas, la coulisse par où sort la lame, est ouverte par la convexité de l'instrument; mais on peut la placer de manière à inciser supérieurement, ou sur les côtés. On peut enfin construire d'après le même principe des urétrotômes à deux ou trois lames.

Man sieht also selbst aus dem Berichte der Commission — dass mein gekrümmter Urethrotom (dessen Erfindung vielmal schwieriger gewesen als die des geraden) nicht nur nicht wesentlich der Ricord'sche sei, sondern sich vielmehr wesentlich von sämmtlichen dieser Gattung unterscheidet, und Hr. Ricord, der den Bericht mit verfasst hat, wird gewiss besser wissen, als Hr. Stilling, ob mein gekrümmter Urethrotom seine Erfindung sei oder nicht.

Wir könnten nun unsere Verwahrung abbrechen und unberücksichtigt lassen, ob Hrn. Stilling's Behauptung, „die Ricord'schen

Urethrotome sind wesentlich nur Stafford'sche," richtig sei oder nicht, denn was kümmert uns im Grunde das, nachdem wir gezeigt, dass die unsrigen nicht die Ricord'schen sind? Trotzdem aber wollen wir beweisen, dass die unsrigen auch nicht Hrn. Stafford angehören, weil es doch möglich ist, dass der Leser des Stilling'schen Aufsatzes und unserer „Verwahrung" zwar zur Ueberzeugung gelangt, Hr. Stilling habe durch seine Behauptung, „unsere Urethrotome seien wesentlich nur Ricord'sche" einen Schnitzer gemacht, demungeachtet es nicht für unmöglich hält, dass darum dennoch unsere Urethrotome Stafford's Erfindung sind, und das ist, was wir gleichfalls nicht zugeben können und bezweifeln zu dürfen, beweisen werden.

Der enge Raum dieser Blätter und die ohnehin schon missbrauchte Geduld der geehrten Leser legen mir die Pflicht auf, mich nun möglichst kurz zu fassen.

So weit ich aus der zweiten, mir erst jetzt durch viele Bemühungen zu Händen gekommenen Auflage von Stafford's Werk (die dritte Auflage war mir noch nicht möglich zu erhalten, warum ich mich statt derselben an die von Hrn. Stilling in die Schmidt'schen Jahrbücher vom Jahre 1838 besorgte Recension halten muss) ersehen kann, besass Stafford folgende, zur Incision der Stricturen dienende Instrumente: 1) ein gerades einfaches Lancetten-Stilett oder Urethral-Perforator (single lancetted stilette); 2) einen gekrümmten einfachen Lancetten-Catheter (single lancetted catheter); 3) ein gerades doppeltes Lancetten-Stilett (double lancetted stilette); 4) einen gekrümmten doppelten Lancetten-Catheter (double lancetted catheter); 5) ein Instrument, genannt lateral bladed stilette (Stilett mit seitlicher Klinge).

Die wesentlichen Bestandtheile des geraden einfachen Lancetten-Stiletts sind: a) eine an beiden Enden offene, gerade, hohle, silberne, graduirte Röhre (gekrümmter, an beiden Enden offener Catheter; b) ein Schaft, der bis an die Biegung der Röhre, in der er steckt, gerade ist, von hier angefangen aber bis an sein Ende, das eine spitze Lancette trägt, mit einem biegungsfähigen Spiral-Tubus (spiral tube to bend to curve) versehen ist.

Was das gerade doppelte Lancetten-Stilett (double lancetted stilette) betrifft, so war dasselbe aus folgenden wesentlichen Theilen zusammengesetzt: a) aus einem an beiden Enden offenen, geraden Catheter (gerade hohle Röhre); b) aus einem geraden Schafte, wie beim single lancetted stilette, mit dem Unterschiede, dass an dem Urethralende des Schaftes zwei mit ihrem Rücken an einander, mit ihrem schneidenden Rande nach aussen gekehrte, und nach auswärts federnde Lancetten angebracht sind.

Die wesentlichen Bestandtheile des gekrümmten doppelten Lancetten-Catheters bilden: a) eine an beiden Enden offene gekrümmte hohle Röhre; b) ein Schaft, wie beim single lancetted catheter, auf dessen Ende zwei Lancetten aufsitzen, wie beim double lancetted stilette; c) endlich ein Leitungsdraht (wire), der durch den bei diesem Instrumente durchaus hohlen Schaft hindurchgeht.

Endlich beschreibt Hr. Stilling in den Schmidt'schen Jahrbüchern Stafford's lateral bladed stilette folgendermaassen: Lateral bladed stilette, welches wohl nicht anders als seitwärts schneidendes Stilett übersetzt werden kann. Es ist eine, den ersten beiden (single lancetted stilette und double lancetted catheter) gleiche Röhre, aus welcher nicht an der Spitze, sondern an der einen oder anderen Seite eine bauchige, halbmondförmige Klinge, die an dem Stilett befestigt ist, durch einen Druck hervorspringt, und dann wieder zurückgezogen werden kann.

Die Anwendungsart dieser diversen Instrumente geschieht so, dass man z. B. das einfache gerade Lancetten-Stilett, so wie auch den einfachen gekrümmten Lancetten-Catheter bis vor die Strictur bringt, und die Lancette in der Richtung der Harnröhre auf's Geradewohl vorstösst. Hierauf zieht man sie wieder in die Canüle zurück, schiebt diese langsam in den Einstich hinein, um darnach die Lancette wieder hervorzustossen, welches Manöver man so lange wiederholt, bis man die Strictur perforirt hat. — Das Manöver mit dem doppelten, gekrümmten Lancetten-Stilett, vielmehr Catheter, beschreibt Stilling auf folgende Weise: Ein dünner, an beiden Enden offener Catheter wird bis zur Strictur gebracht; durch den Catheter führt man einen an der Spitze gehörig abgerundeten dünnen Draht von der doppelten Länge des Stiletts in die Strictur und durch dieselbe hindurch in die Blase. Der Catheter wird allein zurückgezogen, und so liegt nun der Draht allein in der Harnröhre. Ueber diesen Draht wird das doppelte Lancetten-Stilett eingeführt; jener ist der sicherste Leiter; die Lancetten sind in der Röhre noch zurückgezogen, bis man mit der Spitze des Instruments an der Strictur angekommen ist. Jetzt stösst man die Lancette in der nämlichen Weise durch die Strictur, wie bei dem Urethral-Perforator beschrieben worden ist.

Das Manöver aber mit dem lateral bladed stilette wird von ihm folgendermaassen gezeichnet: Das Instrument wird bei zurückgezogener Klinge bis in die verengerte Stelle gebracht; hat man sich von der passenden Richtung des Instrumentes überzeugt, so schiebt man das Stilett vor; die Klinge springt heraus und trennt die Strictur in einem Moment. Ist diess geschehen, so zieht man die Klinge in die Scheide zurück und führt das Instrument aus.

Was nun meine Urethrotome betrifft, so glaube ich, dass es hinlänglich bekannt ist, wie mein gerader Urethrotom aus einer geraden Canüle besteht, die ihrer ganzen Länge nach mit einer offenen viereckigen Rinne versehen ist, welche nahe am Visceralende mit einer kleinen, schief aufsteigenden Fläche sich endigt, und in welcher Rinne ein viereckiger eiserner, mit einer länglichen, vorne abgerundeten Klinge sich endigender Schaft steckt; — mein gekrümmter Urethrotom dagegen, aus einer gekrümmten Canüle und einem Schafte zusammengesetzt ist — einer Canüle, die ihrer ganzen Länge nach mit einer gleichfalls offenen, viereckigen, sich mit einer kleinen, schief aufsteigenden Fläche endigenden Rinne versehen ist, in der ein viereckiger eiserner

Schaft aufgenommen wird, der aber nur bis an die Biegung der Canüle viereckig und gerade ist, von hier angefangen aber mit einer von oben nach unten flachgedrückten, etwas breiteren elastischen Uhrfeder zusammengelöthet ist, die an ihrem Ende eine dem geraden Urethrotom ähnliche Klinge trägt.

Die federnde Eigenschaft meiner Urethrotome, die nach Dr. Stilling auch eine Nachbildung Stafford's sein soll, ist bei meinen beiden Urethrotomen von nur secundärer Wichtigkeit, wurde aber, wie Hr. Stilling selbst gesteht, mir aber, sowie das ganze Werk Stafford's, gänzlich unbekannt war, von Stafford blos erwähnt, nicht aber gezeichnet (wo doch, wie ich sehe, selbst der zweiten Auflage des Stafford'schen Werkes eine mit vielen Abbildungen versehene Tafel beiliegt).

Nun frage ich jeden Unbefangenen, wie kann man behaupten, meine Urethrotome seien wesentlich nur Stafford'sche, nachdem bei sämmtlichen fünf Instrumenten Stafford's die äussere Scheide des Werkzeuges ein an beiden Enden offener, gerader oder gekrümmter Catheter ist — bei meinen Urethrotomen aber eine bald gerade, bald gekrümmte Canüle, die ihrer ganzen Länge nach mit einer offenen, viereckigen Rinne versehen ist; der Schaft bei Stafford's geradem Urethral-Perforator ein rundes, spitzig auslaufendes Stilett, bei meinem geraden Urethrotom dagegen einen viereckigen Stab vorstellt, der in der offenen Rinne der Canülen, ohne eine Seitenbewegung zuzulassen, vor- und rückwärts geschoben werden kann, und mit einer länglichen, vorne abgerundeten Klinge endigt, die nicht an der Spitze der Canüle, wie beim Urethral-Perforator, sondern an ihrer Seite hervortritt. — Was nun aber den Schaft des gekrümmten Stafford'schen Urethral-Perforators, des doppelten gekrümmten Lancetten-Catheters, sowie des lateral bladed stilette oder catheter anbelangt, so ist derselbe wiederum bei allen diesen Instrumenten kein viereckiger Schaft, der in einer durchaus offenen, viereckigen Rinne einer gekrümmten Canüle steckt, und von der Biegung der Canüle angefangen bis an das Ende einer sich mit einer kleinen schief aufsteigenden Fläche endigenden Rinne, mit einer von oben nach unten flachgedrückten, etwas breiteren elastischen Uhrfeder zusammengelöthet ist, wie diess bei meinem gekrümmten Urethrotome stattfindet, sondern entweder ein gerader runder Stab allein, oder ein gerader runder Stab, verbunden mit einem Stück spiral-tube to bend to curve, der in einem an beiden Enden offenen Catheter steckt. Endlich sehen wir noch an dem double lancetted catheter den Leitungsdraht (wire), von dem natürlich bei meinen Urethrotomen, die einem ganz anderen System folgen, keine Spur anzutreffen.

Ich glaube, dass Gesagtes hinreicht, zu beweisen, dass meine Urethrotome keine Stafford'sche Erfindung sind.

Was aber das Princip betrifft, welches Hr. Stafford bei seinen Incisionen in Anwendung gebracht, und aus seinen Instrumenten ersichtlich ist, so sehen wir, dass bei seinen Urethral-Perforatoren die offenbare Punction der stricturirten Stelle anempfohlen wird — bei dem double lancetted stilette und catheter aber immer wieder die Incision von vorn nach rückwärts (auf dem Leitungsdraht) präconisirt wird, und ich glaube mich nicht zu irren, wenn ich annehme, dass Aehnliches auch beim lateral bladed stilette stattfindet. — Im Gegensatze gilt bei meinen beiden Urethrotomen die Incision von hinten nach vorn als allgemeine Regel.

Wir glauben nun sattsam dargethan zu haben, dass unsere Urethrotome weder wesentlich Ricord'sche, noch Stafford'sche sind, und sich Hr. Stilling mit seinen Behauptungen bedeutend geirrt hat.

Was endlich das zur Urethrotomie von Hrn. Stilling vorgeschlagene Instrument betrifft, mit welchem Hr. Stilling die Incision vervollkommnet zu haben glaubt (ich aber glaube, dass dadurch blos die Crepundien des ohnehin schon überfüllten urethrotomischen Waffensaales eine Bereicherung gewonnen), so geht hinsichtlich dessen meine, in fraglichem Gegenstande ohne Anmassung gesprochen, vielleicht competente Meinung dahin, dass Hr. Stilling besser gethan hätte, sein Kind auch fernerhin unterm Herzen zu tragen, wie seit dem Jahre 1838, wo er seine Kritik des Stafford'schen Werkes in die Schmidt'schen Jahrbücher niedergelegt, und damit für 15 Jahre genug geleistet zu haben wähnte, als nach 15jähriger Schwangerschaft endlich mit einem Mondkalb, von Stilling Urethrotom genannt, niederzukommen, der sicherlich nur von einem Sonntagskind in Anwendung gezogen werden wird, das (um wiederum ein von Hrn. Stilling benütztes Citat des geistreichen Franklin, von welchem aber Hr. Stilling eine nichts weniger als geistreiche Anwendung gemacht hat, zu gebrauchen) die seltene, vielleicht nur Hrn. Stilling eigene Geschicklichkeit besitzt, „mit dem Bohrer zu sägen, und mit der Säge zu bohren.“ —

Auf diese „Verwahrung“ liess ich eine „Erwiderung“ folgen, welche meine von Ivánchich angefochtenen Angaben genauer darzulegen mir geeignet schien. Sie erschien in No. 21 und 22 der Wiener medicinischen Wochenschrift von 1853, wie folgt:

Erwiderung

auf die „Verwahrung“ des Hrn. Dr. v. Ivánchich, die Erfindung der Urethrotome betreffend, in No. 13 und 14 dieser Wochenschrift. Von Dr. B. Stilling in Cassel.

In No. 13 und 14 dieser Wochenschrift vom 26. März und 2. April d. J. findet sich ein Aufsatz des Hrn. Dr. v. Ivánchich, in welchem derselbe meine (in No. 9 dieser Zeitschrift abgedruckte) Behauptung: „dass die Ivánchich'schen Urethrotome wesentlich nur die Ricord-schen, letztere wesentlich nur die Stafford'schen seien, und dass Stafford's bedeutende Erfindung von Anderen usurpirt worden wäre“

— zu widerlegen, oder (wie er in No. 13 p. 200 sagt) „durch eine kurze Husarenattaque über den Haufen zu werfen“ strebt.

Ich könnte es dem Urtheile competenter Männer überlassen, zu entscheiden, ob ich mit Recht oder mit Unrecht jene Behauptung aufgestellt habe. Doch darf ich, dem Hrn. Dr. v. Iváncbich gegenüber, dem Grundsatze „qui tacet consentit“ keinen Spielraum lassen. Ich wende mich sogleich zur Sache, und behaupte:

1) Das gerade Urethrotom Iváncbich's ist wesentlich nur das Ricord'sche, und der Unterschied davon besteht nur in der Hinzufügung der Stafford'schen Spiralfeder.

Beweis: In seiner Schrift: „Die organische Verengerung der Harnröhre“, 1846, 8., p. 125, sagt Ivánchich: „Was die Idee unseres geraden Urethrotoms betrifft, so gehört diese Hrn. Ricord an, oder vielmehr ist unser gerader Urethrotom nichts als eine Verbesserung des Ricord'schen.“ Diese „Verbesserung“ des Ricord'schen Instrumentes beschreibt nun Hr. v. Ivánchich p. 127, 130 und 131 seiner Schrift: „Die Vervollkommnung, welche wir Ricord's geradem Urethrotom zu geben für gut befunden haben, besteht in der am Extraurethralende angebrachten Spiralfeder, welche die vorgestossene Messerklinge zurückzieht, sobald der Druck auf den Schaft nachlässt.“ Auch die Pariser Académie de Médecine erklärte, wie Hr. v. Ivánchich, p. 201 dieser Wochenschrift, selbst anführt, sein gerades Urethrotom für identisch mit dem Ricord'schen, nur dass letzterem die Spiralfeder zugesetzt worden sei. Die Academie erwähnt aber der Stafford'schen Erfindung dieser Spiralfeder nicht, obwohl sie seit mehr als 15 Jahren bekannt gemacht worden war. — Dass aber diese Stafford'sche Spiralfeder genau das Nämliche ist, was Hr. v. Ivánchich seine „Vervollkommnung des Ricord'schen Urethrotoms“ nennt, das habe ich, durch die Originalcitate aus Stafford's Schrift, am Eingange meines Aufsatzes in No. 9 dieser Wochenschrift unwiderleglich dargethan. Demnach ist des Hrn. v. Ivánchich gerader Urethrotom zusammengesetzt: aus dem Ricord'schen Urethrotom, plus der Ivánchich'schen „Vervollkommnung“, id est: der Stafford'schen Spiralfeder. An des Hrn. v. Ivánchich geradem Urethrotom ist also nicht eine einzige Idee, nicht eine einzige Form, nicht ein einziges Milligramm Metall anders als an dem geraden Urethrotom Ricord's resp. Stafford's.

2) Der gerade Urethrotom Ricord's ist wesentlich nur der Stafford'sche.

Beweis: Stafford's gerader Urethrotom besteht: a) aus einer entsprechend langen, geraden, am Intraurethralende abgerundeten Canüle; b) aus einem in der Canüle befindlichen Schafte, welcher an seinem Intraurethralende eine halbmondförmige Messerklinge trägt; c) diese Klinge tritt aus einem entsprechend grossen Spalte des Intraurethralendes der Canüle, auf schiefer Fläche ansteigend, hervor, sobald der Schaft vorgestossen wird; d) aus einer Schraube vom Extraurethralende des Schaftes, welche das stärkere oder schwächere Hervortreten der Klinge regulirt; e) aus einem viereckigen, in der Nähe des Extraurethralendes des Schaftes befindlichen Zapfen, welcher in einem entsprechenden Spalte der Canüle läuft, durch welchen die Seitenbewegungen des Schaftes und der Klinge verhütet werden. — Mit diesem Instrumente durchschneidet Stafford alle permanenten Stricturen der Harnröhre von hinten nach vorn (Stafford l. c. p. 61. 65). — Die Bestandtheile des Ricord'schen geraden Urethrotoms sind wesentlich dieselben, wie die des Stafford'schen, nämlich die Canüle, der Schaft, die Klinge und die Schraube zur Regulirung des Hervortretens der Klinge. Die Verschiedenheiten bestehen in Folgendem: a) die Canüle Ricord's ist der ganzen Länge nach gespalten, die Stafford's nur theilweise; b) der Schaft Ricord's ist viereckig, der Stafford's rund; c) die Seitendrehungen des Schafts und der Klinge werden bei Ricord's Instrumente durch den viereckigen Schaft verhütet, bei Stafford's durch einen viereckigen Zapfen. Die anderen Verschiedenheiten sind so unbedeutend, dass ich sie übergehen kann. Es bedarf keines Wortes, um alle diese Verschiedenheiten als unwesentlich zu bezeichnen. Mit seinem Instrumente durchschneidet Ricord die Stricturen von hinten nach vorn, wie Stafford. Es bedarf nur eines Blickes auf die Abbildung des Stafford'schen Instrumentes (in dessen citirter Schrift, p. 62, gerades lateral-bladed Stilette, links das zweite Instrument, verkleinerter Maassstab) und eines Vergleiches mit dem Ricord'schen geraden Urethrotom (Ivánchich, oben citirte Schrift, Fig. 1—3, natürliche Grösse), um die Identität beider Instrumente in allen ihren wesentlichen Theilen sofort zu erkennen.

3) Das gekrümmte Urethrotom des Hrn. v. Ivánchich ist wesentlich eine Copie des Stafford'schen gekrümmten Urethrotomes oder lateral-bladed Stilette.

Beweis: Stafford's gekrümmtes Urethrotom besteht a) aus einer catheterartig gekrümmten, entsprechend langen, bis an das abgerundete Intraurethralende hohlen, und hier mit einem Spalte versehenen Canüle; b) aus einem in der Canüle befindlichen Schafte, welcher sich mittelst einer spiralig gewundenen Feder durch die Krümmung bis zu dem Intraurethralende der Canüle fortsetzt und hier eine halbmondförmige Klinge trägt; c) diese schneidende Klinge springt unmittelbar am Urethralende, auf schiefer Fläche ansteigend, hervor, wenn der Schaft vorgestossen wird, und zwar durch die unten, oben, oder seitlich angebrachte Spalte der Canüle; d) aus einer am Extraurethralende des Schaftes angebrachten Schraube, welche das Hervortreten der Klinge regulirt; e) aus einem in der Nähe des Extraurethralendes des Schafts befindlichen viereckigen Zapfen, welcher in einem entsprechenden Spalte der Canüle läuft, und jede Seitenbewegung des Schaftes und der Klinge verhindert; f) aus einer am Extraurethralende des Schaftes angebrachten Spiralfeder, welche die vorgestossene Klinge von selbst in die Canüle zurückzieht, sobald der Druck auf den Schaft nachlässt. Mit diesem Instrument durchschneidet Stafford die Stricturen in dem hintersten Theile der Harnröhre von hinten nach vorn.

Das Ivánchich'sche gekrümmte Urethrotom besteht: a) aus der Canüle von gleicher Form, Krümmung, Länge etc. wie die Stafford's; b) aus einem Schafte in der Canüle; c) aus einer mittelst elastischer Uhrfeder am Schafte befestigten Klinge von gleicher Gestalt wie bei Stafford's Instrument, welche an der nämlichen Stelle der Canüle durch einen Druck auf den Schaft hervorspringt, wie bei Stafford's Instrument, nämlich am Ende des Intraurethraltheils der Canüle; d) aus einer am Extraurethralende des Schaftes angebrachten Spiralfeder zu gleichem Zwecke und von gleicher Form wie bei Stafford's Instrument. Mit diesem Instrument durchschneidet Ivánchich die Stricturen des hintersten Theils der Harnröhre von hinten nach vorn wie Stafford.

Die Verschiedenheiten des Ivánchich'schen Instruments von dem Stafford'schen bestehen in Folgendem: a) die Canüle Ivánchich's ist der ganzen Länge nach gespalten, wie bei Ricord's geradem Urethrotom; an Stafford's Instrument nur theilweise; b) Ivánchich's Schaft ist viereckig, wie bei Ricord; bei Stafford ist der Schaft rund; c) die Seitendrehungen des Schaftes werden bei Ivánchich, wie bei Ricord, durch die Form des Schaftes verhütet, bei Stafford durch den oben bezeichneten Zapfen; der Verbindungstheil der Klinge und des Schaftes ist bei Ivánchich ein Stückchen von oben nach unten flachgedrückter Uhrfeder; bei Stafford eine spiralig gewundene. Dass alle diese Verschiedenheiten ganz und gar unwesentlich sind, leuchtet auf den ersten Blick hervor. Vergleicht man nun die Abbildungen Stafford's (oben citirte Schrift p. 62, grösstes, gekrümmtes, links am Rande befindliches Urethrotom, und des Hrn. v. Ivánchich oben citirte Schrift Fig. 14—17), so springt die Gleichheit aller wesentlichen Theile dieser beiden Instrumente auf den ersten Blick in die Augen. Hätte Stafford seine Spiralfeder am Extraurethralende des Schaftes mit abbilden lassen, und die beiden Ringe für die Finger entfernt, so würden beide Instrumente ihrer äusseren Form nach gar nicht zu unterscheiden sein. Ich bemerke auch bei diesem Instrumente Stafford's, dass es in verkleinertem Maassstabe abgebildet ist. Aus dem Mitgetheilten geht zur Evidenz hervor, dass Stafford's gekrümmtes Urethrotom wesentlich genau dasselbe Instrument ist, welches Hr. v. Ivánchich als seine Erfindung beansprucht. Hr. v. Ivánchich behauptet, das Ricord'sche gekrümmte Urethrotom dadurch verbessert zu haben, dass er die Höhlung der Canüle bis zur Spitze des Intraurethralendes fortsetzen und hier an dieser Spitze die Klinge des Schaftes austreten lasse. Zugleich stützt Hr. v. Ivánchich seine Behauptung auf den von ihm angeführten gleichen Ausspruch der Pariser Academie (s. p. 201 dieser Wochenschrift). Hiergegen ist weiter nichts zu sagen, als dass die erwähnte Academie und Hr. Ricord das Stafford'sche Instrument nicht kannten, und dass, was ihnen an Ivánchich's Instrumente neu schien, schon länger als 15 Jahre vorher durch Stafford bekannt gemacht worden war. Es erging der Academie mit dieser

Ivánchich'schen Erfindung, wie es ihr mit seiner anderen, der Spiralfeder-Erfindung, ergangen war. — Diese beiden Ivánchich'schen Erfindungen waren schon ein halbes Menschenalter vorher von Stafford erfunden und bekannt gemacht worden, sind also Stafford's Eigenthum. An dem Ivánchich'schen gekrümmten Urethrotom ist weder eine neue Idee, noch irgend eine neue Form. Da wo es nicht mit dem Stafford'schen identisch ist, da ist es eine Copie der Ricord-schen Instrumente; dahin gehört: der viereckige Schaft, der der ganzen Länge der Canüle nach laufende Spalt, ganz unwesentliche Dinge.

Durch Vorstehendes glaube ich gezeigt zu haben:

1) Dass die „nicht unbedeutende Vervollkommnung" des Ricord-schen geraden Urethrotoms durch Hrn. v. Ivánchich (die federnde Eigenschaft) ein Eigenthum Stafford's ist.

2) Dass des Hrn. v. Ivánchich „ad captum Beweis": sein gekrümmter Urethrotom sei ein von dem gleichnamigen Ricord's verschiedenes Instrument, zwar ganz richtig sei, was einen Punct betrifft, dass aber Hr. v. Ivánchich trotzdem keinerlei Originalität der Erfindung beanspruchen kann, weil sein gekrümmter Urethrotom ein, mit dem Stafford'schen gekrümmten lateral-bladed Stilette wesentlich identisches Instrument ist.

Hiermit wäre, so scheint es mir, die „Husarenattaque" vollständig zurückgeschlagen. Jedoch kann ich nicht umhin, die Seitenhiebe, welche dabei geführt worden sind, gebührend zu erwähnen:

1) Hr. v. Ivánchich behauptet: ich gebe seine Ansichten in meinem Aufsatze wieder; er vergisst aber, dass ich 10 Jahre vor dem Erscheinen seines Buches die Stafford'schen Ansichten über die Souverainetät der inneren Incision als Heilmittel der Stricturen sehr empfahl, und dass also Hr. v. Ivánchich keinen Anspruch auf die Ehre hat, seine Ansichten durch mich reproducirt zu sehen.

2) Hr. v. Ivánchich sagt von meinem Aufsatze, er enthalte nichts belangreiches Unbekanntes. Wie schwierig es ist, etwas Unbekanntes zu schreiben, das hat Hr. v. Ivánchich selbst erfahren. Denn in seinem ganzen dicken Buche über die Steinzertrümmerung, so wie in dem weniger dicken über die Harnröhrenverengerungen ist nichts Unbekanntes enthalten; ja Manches, was Hr. v. Ivánchich für unbekannt hielt, war schon viel früher bekannt; so hatte z. B. Hr. v. Ivánchich die Sondes à galeries rabattues zum Steinschnitt erfunden, und „war von der Nützlichkeit dieser Instrumente früher überzeugt, bevor er noch wusste, dass man sie vor ihm schon längst vorgeschlagen" (s. Ivánchich, Blasensteinzertrümmerung, 1842, 8. p. 91). Dieser letzterwähnte maliciöse Umstand brachte den Hrn. v. Ivánchich um die Ehre dieser Erfindung. Ja, die schönste Frucht seiner vieljährigen Arbeiten (s. p. 200 dieser Wochenschrift, No. 13), die gekrümmten Urethrotome des Hrn. v. Ivánchich, war längst schon an anderen Bäumen gewachsen, obwohl erst jetzt es Hrn. v. Ivánchich ermöglicht ist, die Frucht vom Baume der Erkenntniss zu erlangen.

3) Wenn Hr. v. Ivánchich keinen Vortheil aus meiner Logik ziehen will, dass er nämlich eine fremde Erfindung ohne sein Wissen für die eigne ausgegeben, so will ich Hrn. v. Ivánchich nicht abhalten, sich immerhin zu einem Plagiator zu stempeln. Zur Entschuldigung meiner Logik will ich nur anführen, dass dem Hrn. v. Ivánchich aller Wahrscheinlichkeit nach die Stafford'schen Schriften nicht bekannt waren, denn er citirt, statt derselben, nur eine Aeusserung Brodie's (p. 90, Harnröhrenverengerung) und schreibt dabei den Namen falsch. Ich habe die Ueberzeugung, dass Hr. v. Ivánchich das nicht vorsätzlich gethan hat und auch die Entschuldigung eines Druckfehlers nicht beanspruchen wird. Was die bei Erwähnung meiner Logik von Hrn. v. Ivánchich angezogene Spinalirritation mit jener zu thun habe, erklärt sich vielleicht aus dem zur Ideenassociation des Hrn. v. Ivánchich gehörigen Umstand, dass der von mir berührte Fleck des Hrn. v. Ivánchich sehr krank und irritabel sein muss.

4) Hr. v. Ivánchich hat die 2. Auflage von Stafford's Schrift, und nicht die dritte, erhalten können. Er benutzt aber auch nicht die 2. Auflage, sondern Auszüge aus meiner Anzeige von Stafford's Werk in Schmidt's Jahrbüchern. Jedoch thut Hr. v. Ivánchich das so wenig genügend, dass meine Argumentation über die Stafford'schen Instrumente (p. 217 u. 218 dieser Wochenschrift) für ihn ganz nutzlos geblieben ist. Denn das am meisten gekrümmte Urethrotom (lateral-bladed Stilette) Stafford's, welches dem gekrümmten Urethrotom des Hrn. v. Ivánchich zum Muster und Urtheil gedient, habe ich in Schmidt's Jahrbüchern nicht abbilden lassen. Dem Hrn. v. Ivánchich ist darum die grosse Unannehmlichkeit erwachsen, dass er von den Stafford'schen lateral-bladed Stilettes (gekrümmten und geraden) behauptet: die äussere Scheide bestehe aus einem an beiden Enden offenen Catheter, geraden oder gekrümmten. Es ist dieses aber ein vollständiger Irrthum des Hrn. v. Ivánchich. Denn die sämmtlichen lateral-bladed Stilettes, oder alle die zur Incision der Stricturen von hinten nach vorn bestimmten Instrumente Stafford's haben eine, am Intraurethralende mit einem Spalte für die Klinge des Schaftes versehene, übrigens geschlossene und an der Spitze abgerundete gerade oder gekrümmte Canüle, wie dieses die Abbildungen in Stafford's Schrift p. 62 zeigen, und wie ich aus eigner Anschauung dieser Instrumente bei deren Erfinder selbst (während meines Aufenthaltes in London im Jahr 1843) erfahren habe. Diese Stafford'schen Instrumente haben also ganz solche Canülen, wie die des Hrn. v. Ivánchich, nur mit dem Unterschiede, dass sie nicht der ganzen Länge nach offen, und nicht mit viereckiger Rinne versehen sind, wie solche Ricord anfertigen liess, und wie Hr. v. Ivánchich nachahmte.

Ferner verwechselte Hr. v. Ivánchich (p. 219 dieser Wochenschrift) Stafford's gerades lateral-bladed Stilette mit dessen urethral Perforator, indem er letzteren mit seinem geraden Urethrotom vergleicht. Der gerade Urethrotom des Hrn. v. Ivánchich ist wesentlich dasselbe, was das gerade lateral-bladed Stilette Stafford's ist (s. oben meine

Auseinandersetzung, ad 2: „der gerade Urethrotom Ricord's ist wesentlich nur der Stafford'sche"). Man darf nur die Stafford'schen Abbildungen p. 82 seiner Schrift, das kleinste Instrument [1]), mit denen von Ivánchich (l. c. Fig. 6) vergleichen. Ob die Klinge des Schaftes an einer geraden oder spiralig gewundenen Feder sitzt, das ist für die Wirkung einerlei; ob der Schaft viereckig oder rund ist, ist gleich; die Klinge steigt an einer schiefen Fläche auf, ganz wie bei den Ricord'schen Instrumenten, von denen Ivánchich seinen Schaft, seine Rinne in der Canüle, seine schiefe Fläche am Ende zum Emporheben der Klinge u. s. w. copirt hat.

Wenn aber Hr. v. Ivánchich behauptet, dass Stafford die offenbare Punction der stricturirten Stelle empfiehlt, ja dass Aehnliches auch vom lateral-bladed Stilette gelte, so zeigt sich Hr. v. Ivánchich in einem flagranten Irrthum, und in gänzlicher Unkenntniss der lateral-bladed Stilettes des Hrn. Stafford. Ich halte es, zum Beweise des von mir Gesagten, und zur Ueberzeugung des Hrn. v. Ivánchich — dass Stafford in der inneren Incision der Harnröhrenstrictur sein Meister ist und war — für unerlässlich, hier wörtlich anzuführen, was Stafford l. c. p. 65 von der Anwendung seiner lateral-bladed Stilettes sagt: „The third instrument, the lateral-bladed Stilette, is passed just beyond the stricture; the blade is then thrust out at the point of the lateral surface (as represented in the plate) and drawn back through the stricture, or what it is intended to divide, and the part is at once severed; the blade of course is immediately allowed to retire in its sheath, and the extent of the incision is regulated by a screw at the handle." Ich halte es für nothwendig, die deutsche Uebersetzung dieser Sätze hier folgen zu lassen, dem Hrn. v. Ivánchich zum Nutzen. Denn da Hr. v. Ivánchich nach seiner eignen Erklärung (p. 217 dieser Wochenschrift) die zweite Auflage von Stafford's Schrift besitzt, so gehört ein grosser Mangel an der gehörigen Aufmerksamkeit oder an Kunde der englischen Sprache dazu, um die oben gerügte Behauptung des Hrn. v. Ivánchich über die betreffenden Instrumente Stafford's aufzustellen. Stafford sagt also von seinen lateral-bladed Stilettes: „das dritte Instrument, mit der seitlich vorspringenden Klinge, wird in gehörigem Maasse über die Strictur hinaus vorwärts geschoben (oder: bis jenseits der Strictur eingebracht); dann wird die Klinge am Ende (Spitze) des Instruments an der seitlichen Oberfläche vorgestossen, und durch die Strictur *zurückgezogen* . . . und der (verengerte) Theil wird so mit einem

[1]) Die Abbildungen Stafford's stellen theils $\frac{1}{2}$, theils $\frac{2}{3}$ der natürlichen Grösse dar und lassen in der Darstellung des Details Manches zu wünschen übrig. Ich will bei dieser Gelegenheit, dem Hrn. v. Ivánchich gegenüber, die Bemerkung hervorheben, dass seine Abbildungen genau und deutlich sind. Zugleich mache ich darauf aufmerksam, dass die meinem Aufsatze in No. 12 dieser Wochenschrift beigedruckten Abbildungen, gegen meine Absicht, von der Redaction verkleinert worden sind und nur $\frac{1}{3}$ der natürlichen Grösse darstellen.

Zuge (auf einmal) zertrennt; die Klinge lässt man unmittelbar nachher sich in ihre Scheide zurückziehen; die Länge des Einschnitts wird durch eine am Handgriff (Schafte) befindliche Schraube bestimmt.“ Hiermit habe ich zur Evidenz bewiesen, dass die Methode: die Stricturen von hinten nach vorn zu durchschneiden, von Stafford erfunden worden ist; dass ihm die Ehre dieser Erfindung gebührt, und nicht dem Hrn. Ricord, welcher diese Methode auch geübt, noch viel weniger aber dem Hrn. v. Ivánchich, welcher Methoden und Instrumente von Ricord und Stafford entlehnt hat. Hr. v. Ivánchich legt grossen Werth, wie es scheint, auf das Stückchen Stahlfeder, welches bei dem krummen Urethrotom (den er den seinigen nennt) die Klinge und den Schaft verbindet. Dem Kundigen kann dieses nur unwesentlich und kleinlich erscheinen: denn Stafford hatte, wie oben gezeigt worden ist, die Fortführung der Klinge bis zum Ende der hohlen krummen Canüle durch den seinen krummen Instrumenten eignen Mechanismus (spiralig gebogene Feder) vollständig erreicht.

5) Was nun das Urtheil des Hrn. v. Ivánchich über mein Instrument betrifft, so ist es nicht delicat, ja nicht einmal einer ritterlichen „Husarenattaque“ würdig, wenn Hr. v. Ivánchich, als gekränkter oder beleidigter Gegner, sich sofort zum „competenten Richter“ aufwerfen will. Ich für meinen Theil muss Hrn. v. Ivánchich als incompetent erklären, zuerst: weil er nicht vollständig instruirt, und zweitens: weil er parteiisch und animos ist. Hr. v. Ivánchich zählt nämlich mein Urethrotom zu den „Crepundien des urethrotomischen Waffensaals“ und nennt dasselbe ein „Mondkalb“. Anständige Leute nennen solche Bezeichnungen: Schimpfreden. Ich habe aber kein Bedürfniss, dem Hrn. v. Ivánchich in diese seine Eigenthümlichkeit guter Sitte und guten Geschmacks zu folgen. Ich schliesse blos mit der Bemerkung, dass unmöglich Hr. v. Ivánchich der competente Richter sein kann, der da aburtheilt, was zu den Crepundien gehört, was nicht. Denn derjenige kann am wenigsten ein solcher Richter sein, dessen Methode und Instrumente bereits von einem, durch Hrn. v. Ivánchich selbst als solchen bezeichneten, höchsten Gerichtshof indirect zu den „Crepundien“ gezählt worden sind. Der bedeutendste Gerichtshof in diesen Angelegenheiten, „die Academie der Medicin in Paris, le type par excellence einer medicinisch-chirurgischen Corporation“ (siehe Ivánchich, Vorwort zu seiner Schrift: „Die organische Verengerung der Harnröhre“, p. V.) hat neulich die Methoden und Instrumente des Hrn. v. Ivánchich nicht für würdig gehalten, mit dem Argenteuilschen Preise, um welchen Hr. v. Ivánchich sich beworben (s. l. c. Vorwort, p. VI.), beehrt zu werden, obwohl sie diesen Preis dem Hrn. Reybard zusprach, um einer angeblichen Verbesserung willen, welche in der That nur höchst untergeordnet und ephemer genannt werden kann, worüber Hr. v. Ivánchich hoffentlich mit mir einer Meinung sein wird.

Ich durfte wohl erwarten, dass Ivánchich hiernach zugeben würde, dass die Erfindung der Spiralfeder am Urethrotom nicht ihm, sondern Stafford gehörte; dass ferner meine anderweiten Behauptungen, dass Stafford's Instrumente der Prototyp der Ricord'schen, wie der Ivánchich'schen Urethrotome in allen wesentlichen Theilen seien, Anerkennung finden, dass also Ivánchich seine Irrthümer einsehen und auch zugestehen würde, dass ich ihm in meinem ersten Aufsatze kein Unrecht zugefügt hätte. Dem war aber nicht so. Vielmehr veröffentlichte Ivánchich in No. 23 der Wiener medicinischen Wochenschrift von 1853 folgende anderweite Verwahrung:

Wiederholte Verwahrung

gegen die angefochtene Autorschaft meiner Urethrotome.

(Aus No. 23 der „Wiener med. Wochenschrift," Jahrgang 1853.)

Hr. Dr. Stilling, der durch seinen in No. 9 dieser Blätter gemachten Angriff auf die Autorschaft meiner Urethrotome sich mit seiner Logik, wie meine in No. 13 und 14 enthaltene Verwahrung gezeigt, schon einmal lächerlich gemacht, sucht sich in dieser Beziehung neue Sporen zu verdienen, indem er in No. 21 und 22 seinen Angriff wiederholt.

In Erwägung jedoch dessen, dass in Hrn. Stilling's vermeintlicher Repercussion meiner, lediglich durch seine „mehr in den Beinen als in den Waffen liegende Kriegskunst" hervorgerufenen Husarenattaque „nicht eine einzige neue Idee, nicht eine einzige Form, nicht ein einziges Milligramm Metall" gesunder Logik enthalten ist, sondern lediglich nur ausgedroschenes Stroh; — in Erwägung dessen, dass sein erneuerter Angriff zusammengesetzt ist aus seinen früheren schief gewickelten Behauptungen, plus Langweiligkeit, plus Sophisterei, plus Silbenstecherei, plus kleinliche Verdrehung der Dinge, plus Begriffsverwirrung, — in Erwägung dessen, dass ich in meinen Ansprüchen auf die Autorschaft meiner Urethrotome, sowohl in meiner Monographie der organischen Verengerung der Harnröhre als auch in meiner Verwahrung gegen den Angriff des Hrn. Stilling, stets mit einer Loyalität und Consequenz vorgegangen bin, die von Niemandem, am allerwenigsten von Hrn. Stilling, der jetzt für Stafford's „Ehre" Lanzen bricht, „vor einem halben Menschenalter" aber demselben Stafford, p. 264, grosse Selbstgenügsamkeit, dann neben diversem Anderen, p. 269, auch das vorgeworfen, dass seine Krankheitsgeschichten mehr der Patienten als der Wissenschaft wegen geschrieben seien (s. Hrn. Stilling's Kritik des Stafford'schen Werkes in den „Jahrbüchern der in- und ausländischen gesammten Medicin" von C. C. Schmidt, Jahrgang 1838, Bd. XX. Heft 2 p. 264—276) eine Reprimande verdient; — in Erwägung dessen, dass Hr. Stillung kein Jota von dem, was essentielle Differenzen abgiebt, von meinen Urethrotomen wegleugnen kann, als z. B. dass die äussere Scheide meines Urethrotoms ihrer ganzen Länge nach eine, mit einer viereckigen, durchaus offenen Rinne versehene Canüle sei, im Gegensatze zu sämmtlichen Urethrotomen Stafford's, deren äussere Scheide ein, nur an einem Ende mit einer kurzen länglichen Spalte versehener offener Catheter ist; ferner, dass der viereckige Schaft meines Urethrotoms, von der Biegung der Canüle angefangen bis an's Ende der Rinne, mit einer von oben nach unten flach gedrückten, etwas breiteren elastischen Uhrfeder zusammengelöthet ist, wogegen der Schaft bei Ricord's gekrümmtem Urethrotom ganz gerade ist, und sich nur bis zur Biegung der Canüle erstreckt, bei Stafford's gekrümmten Urethrotomen aber rund ist, und am Ende mit einem „Stückchen" biegungsfähigen Spiraltubus zusammenhängt; endlich dass die am Extraurethralende meines Schaftes angebrachte, und in eine kleine Kapsel eingeschlossene Spiralfeder, die meinen Instrumenten die federnde Eigenschaft verleiht, und bei Ricord's Urethrotomen nirgends vorkommt, von Stafford nur erwähnt, aber trotz der drei Auflagen, die sein Werk erlitten, und trotz der vielen Abbildungen, die diese drei Auflagen enthalten, von ihm niemals abgebildet wurde, mir auch nie bekannt war; diess Alles aber autonomische Diversitäten abgiebt, die vor jedem Unbefangenen ein gutes Recht auf meine Autorschaft begründen, nur nicht vor Hrn. Stilling, der von dem Chirurgen verlangt, „er soll mit dem Bohrer sägen und mit der Säge bohren können," dem folglich alle diese wesentlichen Differenzen „kleinlich und nichtig" vorkommen müssen; in Erwägung alles dessen glaube ich genug zu thun, wenn ich zur Begründung meines guten Rechtes auf die Autorschaft meiner Urethrotome und des Irrthums des Hrn. Stilling, und zur Schonung des Raumes dieser Blätter, die Leser abermals auf meine in No. 13 und 14 dieser Blätter enthaltene Verwahrung hinweise.

Aber Einiges kann ich doch nicht umhin, per tangentem zu berühren, womit Hr. Stilling mich per tangentem berührt.

Hr. Stilling ist nämlich eine so überaus redselige Natur, ist so sehr Saltimbanque in dem miscere quadrata rotundis, ist so voll Ueberschätzung des eigenen, so diluirten Werthes, uneingedenk dessen, dass er trotz seiner schon vor einem halben Menschenalter geschriebenen Kritik des Stafford'schen Werkes, womit er für ein halbes Menschenalter genug gethan zu haben wähnte, und trotz der Erfindung seines Urethrotoms, von mir Mondkalb genannt, welches Stafford's double lancetted Stilette fast so ähnlich sieht, wie ein faules Ei dem anderen, in Urologicis doch nur ein Deus minimarum gentium ist; Hr. Stilling ist so apprehensiv, und dabei doch so aggressiv, dass dazu wirklich kälteres Blut gehört, als, Gott sei's geklagt, das meinige ist, um nicht „animos" zu werden. Doch die unparteiischen Leser müssen zugeben, dass ich Recht habe, Hrn. Stilling zuzurufen: Tu l'as voulu George Dandin, Recht habe, zu behaupten, dass bei Hrn. Stilling die Animosität auch besteht, aber nur mehr tückischer, bei mir mehr derber Art ist. Sanguinisch-cholerische Temperamente sind aber nun einmal nicht anders und ich entschuldige mich darob mit Schiller's Worten: „wohl, wenn in's Eis des klügelnden Verstandes das warme Blut ein bischen munterer springt.“ Das Citat muss in den Augen des Hrn. Stilling, der auf Citate so grossen Werth legt, für mich von Gewicht sein.

Hr. Stilling ist ferner böse, dass ich seinen Urethrotom den Crepundien des ohnehin schon überfüllten urethrotomischen Waffensaales anreihe, und schleudert diesen Witz auf meine Urethrotome zurück, die von der Pariser Academie der Medicin, die ich in meiner Monographie über die Verengerung der Harnröhre le type par excellence einer medicinisch-chirurgischen Corporation genannt, und auch jetzt so nenne, deshalb, weil dieselben von ihr nicht mit dem Argenteuil'schen Preise betheilt wurden, selbst zu den Crepundien indirect gezählt seien. Ich überlasse die Entscheidung ruhig der Beurtheilung des wissenschaftlichen Publicums, das ein besserer Logiker ist, als Hr. Stilling, ob Instrumente, weil sie nicht mit dem einzigen, für die wichtigste Vervollkommnung in der Behandlung der Verengerung der Harnröhre bestimmten Preis belohnt werden, deshalb gleich zu den Crepundien zählen; sowie auch, ob meine literarischen und practischen Leistungen, zumal in der Lithotripsie, die von keinem Deutschen bis jetzt erreicht, geschweige übertroffen werden, und von welchen dieselbe Pariser Academie der Medicin in demselben Rapport, in dem sie meine Urethrotome angeblich den Crepundien anreiht (und Herrn Reybard den Preis giebt, dessen Erfindung Hr. Stilling gleichfalls „höchst untergeordnet und ephemer“ nennt), p. 44 wörtlich besagt: „La lithotritie a eu également sa part, Mr. Ivánchich (de Vienne) a envoyé un Traité complet de la lithotritie, et une série d'observations de calculs vésicaux opérés avec succès à l'aide de l'anésthésie. Cet ouvrage dénote un particien aussi habile, que prudent et parfaitement au niveau des progrès de la science,“ jenes Hohnes werth sind, mit welchem sie der competente, vollständig instruirte, unparteiische, delicate und ritterliche (eheu!) Hr. Stilling begiesst.

Durch den Ausfall, womit Hr. Stilling mir gegenüber den Professor der englischen Sprache spielt, setzt er endlich seiner Lächerlichkeit vollends die Krone auf — ich rathe ihm, sich lieber mit Logik zu befassen, es wird ihm und den Lesern von grösserem Nutzen sein.

Hiermit endige ich und füge nur noch hinzu, dass so oft Hr. Stilling in dieser Sache noch spricht, meine Antwort nicht ausbleibt, denn nach allen Gesetzen der Debatte gehört mir, als dem Angegriffenen, das letzte Wort. —

Ein jeder unparteiische Leser wird mit mir darin übereinstimmen, dass Ivánchich in vorstehender „wiederholten Verwahrung“ eine Sprache geführt hatte, welche als eine wissenschaftliche Discussion unmöglich betrachtet werden konnte; dass diese Sprache vielmehr einen Ton anschlug, wie solcher wohl von einem jeden, nur nicht von einem gebildeten und gesitteten Menschen zu erwarten stand, und noch weniger von einem Manne, der sich zu dem wissenschaftlichen Publicum zählt; vor Allem aber nicht vor dem Forum der Wissenschaft, an welchem Ivánchich hierdurch sich schwer vergangen hatte. Es wird mir daher der Leser auch wohl darin beistimmen, dass ein noch weiter fortgeführter Streit mit einem solchen Kämpfer, abgesehen davon, dass er zu den nichts weniger als erfreulichen Discussionen gehören musste, zu keinem beide Theile und die Wissenschaft befriedigenden Resultate führen konnte. So gern ich daher einige noch nicht klar genug hervorgehobene Daten in ihr richtiges Licht gestellt hätte, so schien es mir denn doch am passendsten, die endliche Schlichtung dieses Streites, d. h. die wahre Würdigung der von Ivánchich angemassten Erfindungen, der Geschichte der inneren Urethrotomie zu überlassen.

Ich veröffentlichte daher in No. 25 der Wiener medicinischen Wochenschrift von 1853 meine schliessliche Erwiderung, wie folgt:

Zweite und letzte Erwiderung

auf die „Wiederholte Verwahrung“ u. s. w. des Herrn Dr. V. v. Ivánchich, die Erfindung der Urethrotome betreffend, in No. 23 dieser Wochenschrift. Von Dr. B. Stilling in Cassel.

Die „wiederholte Verwahrung“ des Hrn. Dr. v. Ivánchich gehört in eine, meines Erachtens einer wissenschaftlichen Discussion so fremde Categorie, dass sie weder einer Erörterung zur Aufhellung eines streitigen Punctes ähnlich ist, noch irgend etwas enthält, was meine früheren Behauptungen in irgend einer Weise zu alteriren im Stande wäre. Ich sehe mich daher nicht in der Lage, auf Hrn. v. Ivánchich's „wiederholte Verwahrung“ näher einzugehen. Wir haben nun Beide gesprochen, die Gründe und Gegengründe liegen jetzt dem wissenschaftlichen Publicum vor, und begreiflicher Weise überlasse ich, für meinen Theil, ohne Verlängerung der Discussion, jenem Forum die Entscheidung. Ich habe demnach mit Hrn. v. Ivánchich in dieser Sache mein letztes Wort gesprochen. Nur eine Beschuldigung des Hrn. v. Ivánchich sehe ich mich verpflichtet abzuwehren, nämlich die: dass ich die Leistungen des Hrn. v. Ivánchich mit Hohn begossen (s. p. 361 dieser Wochenschrift). Diese Beschuldigung weise ich mit allem Ernste und Entschiedenheit hiermit zurück, indem ich die wissenschaftlichen Leistungen des Herrn v. Ivánchich mit Achtung anerkenne. Dieser achtungsvollen Anerkennung habe ich keinen Abbruch gethan durch den Kern unseres Streitpunctes, welcher darin besteht, dass ich behaupte: Hr. v. Ivánchich habe nichts Neues geleistet. Denn in Bezug auf die Lithotritie und die anderen „Urologica“ ist Hr. v. Ivánchich selbst für meine Behauptung meine beste Autorität. In seinem mit Recht geschätzten Werke: „Die Blasensteinzertrümmerung wie sie heute dasteht,“ Wien 1842, 8. Vorrede p. XIII. Z. 4, 5, 6 von unten sagt nämlich Herr v. Ivánchich: „Der Leser wird in vorliegendem Werke keine von uns ausgegangene Instrumentalerfindung oder Modification, auch keine originellen Ansichten antreffen.“ — In Bezug auf die Urethrotome habe ich, zu meinem Bedauern, nicht den gleichen Satz des Hrn. v. Iváncbich zu reproduciren Gelegenheit gefunden, sondern habe mich genöthigt gesehen, solchen proprio Marte aufzustellen. Und hiermit verlasse ich diesen Gegenstand.

Hierauf veröffentlichte Iváncbich in No. 26 der Wiener medicinischen Wochenschrift von 1853 seine Schlussbemerkungen, wie folgt:

Schlusswort

auf Hrn. Dr. B. Stilling's in Cassel zweite und letzte Erwiderung in Betreff der Autorschaft meiner Urethrotome.

(Aus No. 26 der „Wiener med. Wochenschrift,“ Jahrgang 1853.)

Nachdem Hr. Dr. Stilling in erfolglosen Angriffen auf die Autorschaft meiner Urethrotome sich abgemüht, erklärt er endlich in No. 25 der Blätter, „sich nicht in der Lage zu sehen, auf meine wiederholte Verwahrung einzugehen.“ Diess glaube ich Hrn. Stilling auf's Wort, doch nicht das, dass er deshalb Retraite bläst, „weil meine wiederholte Verwahrung in eine, einer wissenschaftlichen Discussion fremde Categorie gehöre,“ dann auch, „weil sie weder einer Erörterung zur Aufhellung eines streitigen Punctes ähnlich sei, noch irgend etwas (!) enthalte, was seine früheren Behauptungen in irgend einer Weise (!!) zu alteriren im Stande wäre,“ welche angegebene Motive, wenn nicht ein Vorwand sind, um den Rückzug mit einer gewissen Ehre zu decken, jedenfalls den Beweis liefern, dass Hr. Stilling nicht zu capacitiren ist, und ihn uberzeugen zu wollen, eben so eitle Mühe ist, als Aethiopem lavare.

Und so wollen wir die Entscheidung unseres Streites dem wissenschaftlichen Publicum, an welches ich von allem Anfang an appellirt habe, überlassen.

Für das Lob, welches Hr. Dr. Stilling plötzlich meinen bescheidenen lithotripischen Leistungen zollt, würde ich ihm danken, wenn ich die Ueberzeugung hätte, es komme ihm vom Herzen; so aber, wie er das Lob ertheilt, wird es theils durch die Antecedentien seiner Altercation paralysirt, theils auch dadurch, dass es nicht ohne heimlichen Stachel ist.

Seit Beendigung dieses Streites sind nun dreizehn Jahre verflossen und Ivánchich hätte wohl Zeit genug gehabt, um neben seinen Bestrebungen, immer neue Verbesserungen und Erfindungen an Urethrotomen zu machen, auch einmal nach den Leistungen derer zu schauen, welche vor und mit ihm gleichen Bestrebungen oblagen und vor allen Dingen sich eine genauere Einsicht in die Leistungen Stafford's zu verschaffen, welcher bereits lange vor Ivánchich diejenigen wirklichen Vervollkommnungen am Urethrotom angebracht hatte, die Ivánchich für seine eigene neue Erfindung hielt. Ivánchich hat es aber — wie es scheint — für überflüssig gehalten, sich genauer vertraut zu machen mit dem, was von Anderen vor ihm in diesem Capitel der Wissenschaft geleistet worden war, und so hält er denn auch noch im Jahre 1866 die nämlichen Irrthümer fest, auf welche ich ihn im Jahre 1853 aufmerksam gemacht habe. Ivánchich veröffentlicht in seinem neuesten, oben citirten und 1866 erschienenen Opus, betitelt: Gemischte urologische Abhandlungen, p. 8—23, die drei im Vorstehenden mitgetheilten „Verwahrungen." Ivánchich giebt hierdurch zu erkennen, einen wie hohen Werth er darauf legt, als Erfinder seiner sogenannten Urethrotome zu gelten. Ich glaube es der Wissenschaft schuldig zu sein, sie nach Kräften vor demjenigen Irrthum zu bewahren, welchen Ivánchich ihr einzuimpfen so hartnäckig bestrebt ist. Ich habe es mir daher angelegen sein lassen, in meiner demnächst erscheinenden „Geschichte der inneren Urethrotomie und der hierzu erfundenen Instrumente" die unverfälschte Lauterkeit der Geschichte dieses Zweiges der Wissenschaft aufrecht zu erhalten, einem jeden der vielen Männer, welche mit ihren besten Kräften hier mitzuwirken versucht haben, sein Recht zu lassen, aber auch diejenigen, welche bereits vor ihnen von Anderen gemachte Erfindungen als ihre eigenen neuen Erfindungen ausgaben, in die ihnen gebührenden Schranken zurückzuweisen. Es ist mir die Erreichung dieses Zieles in der von mir demnächst zu publicirenden Schrift um so leichter geworden, als sie mit zahlreichen Abbildungen der betreffenden Instrumente oder den treuen Copien der Originalabbildungen aus den Schriften der betreffenden Autoren begleitet ist.

Ich wende mich nun zum speciellen Zweck meiner vorliegenden Abhandlung, worin ich genauer, als oben durch meine „Erwiderung" geschehen ist, beweisen werde, dass die von Ivánchich als seine Erfindungen beanspruchten Urethrotome in der That nichts Anderes sind, als die von Stafford zwanzig Jahre vor Ivánchich erfundenen, practisch erprobten und öffentlich bekannt gemachten Instrumente.

I. Der gerade Urethrotom Ivánchich's ist wesentlich das nämliche Instrument, welches Stafford unter der Bezeichnung: gerades „lateral bladed Stilette“ zwanzig Jahre früher erfunden, angewendet und veröffentlicht hatte.

Das Stafford'sche Instrument (gerades lateral bladed Stilette, Fig. 1—5) besteht aus folgenden wesentlichen Theilen:

1) Einer Canüle (Fig. 1, 3 *a b*).
2) Einem in der Canüle laufenden Schafte (Fig. 2, 4 *c d*).
3) Einer Klinge am Vesicalende des Schaftes (Fig 1 *e*, Fig. 2 *e*).

Betrachten wir diese Theile genauer.

1) Die Canüle (Fig. 1, 3 *a b*). Dieselbe hat die Länge eines geraden Catheters, entsprechend den Dimensionen der Harnröhre, wie sich von selbst versteht; die Canüle ist an einer Seite ihrer ganzen Länge nach, an der entgegengesetzten Seite nur nächst dem Extraurethralende theilweise (in der Länge von 1 Zoll) gespalten (Fig. 1 *f g*). In dem langen Spalte läuft die Klinge des Schaftes, so dass ihre Schärfe nicht über die Oberfläche der Canüle hervorragt, sondern innerhalb des Spaltes genau maskirt ist. Die Höhlung der Canüle ist cylindrisch. Am Vesicalende ist die Canüle abgerundet, d. h. ihre Spitze ist geschlossen. Der lange Spalt der Canüle resp. ihre Höhlung verflacht sich, 1 bis 1½ Zoll vom Vesicalende entfernt, durch eine hier beginnende schiefe Fläche, welche, allmälig aufsteigend, an der Spitze (Vesicalende) der Canüle mit deren äusserer Oberfläche verschmilzt; mit anderen Worten: die cylindrische Höhle der Canüle ändert sich, 1—1½ Zoll vom Vesicalende entfernt, indem sie wie

Der Ivánchich'sche gerade Urethrotom (Fig. 11—13) besteht aus folgenden wesentlichen Theilen:

1) Einer Canüle (F. 11, 13 *a b*).
2) Einem in der Canüle laufenden Schafte (Fig. 12).
3) Einer Klinge am Vesicalende des Schaftes (Fig. 12 *e*).

Betrachten wir diese Theile genauer.

1) Die Canüle (Fig. 11, 13 *a b*). Dieselbe hat die Länge eines geraden Catheters, entsprechend den Dimensionen der Harnröhre, wie sich von selbst versteht. Die Canüle ist an einer Seite ihrer ganzen Länge nach gespalten, an der entgegengesetzten geschlossen. In diesem Spalte läuft die Klinge des Schaftes so, dass ihre Schneide nicht über die Oberfläche der Canüle hervorragt, sondern innerhalb des Spaltes genau maskirt ist. Die Höhlung der Canüle ist viereckig. Am Vesicalende ist die Canüle abgerundet, d. h. ihre Spitze ist geschlossen. Der lange Spalt der Canüle, resp. ihre Höhlung verflacht sich, 1 bis 1½ Zoll vom Vesicalende entfernt, durch eine hier beginnende schiefe Fläche, welche, allmälig aufsteigend, an der Spitze (Vesicalende) der Canüle mit deren äusserer Oberfläche verschmilzt; mit anderen Worten: die viereckige Höhle der Canüle ändert sich, 1—1½ Zoll vom Vesicalende entfernt, indem sie, wie durch einen schief abgeschnittenen Kegel, allmälig immer mehr aus-

Stafford.

durch einen schief abgeschnittenen Kegel allmälig immer mehr ausgefüllt wird, je mehr sie dem Vesicalende sich nähert.

Am Extraurethralende trägt die Canüle, wenn sie ohne die Springfeder angefertigt ist, einen Ring (Fig. 1 *h*) zur Aufnahme des Daumens der linken Hand; ist sie aber mit der Springfeder versehen, so fehlt dieser Ring, weil er dann überflüssig ist, und dann ist die Canüle mit der Büchse für die Springfeder (Fig. 3 *ii'*) versehen.

2) Der Schaft (Fig. 2 u. 4). Derselbe wird durch einen runden Stahlstab gebildet, welcher um $^1/_2$ — 1 — 1 $^1/_2$ Zoll länger ist als die Canüle, und dessen Dicke etwas geringer ist als der Durchmesser der Canülenhöhle, damit er in letzterer leicht vor- und rückwärts bewegt werden kann. Das Extraurethralende zeigt in der Länge von circa 1 Zoll einen Schraubengang (*k*), auf welchem sich ein Cursor (*l*) bewegt, welcher zur Regelung des grösseren oder geringeren Vortretens des Schaftes in der Canüle, resp. zur Regelung des Grades, bis zu welchem man die Klinge vorspringen zu lassen beabsichtigt, dient. An der äussersten Spitze des Extraurethralendes ist — auch wenn das Instrument ohne Springfeder ist — ein Knopf (*m*) befindlich, welcher dazu dient, den Schaft leicht vor- und rückwärts bewegen zu können. Nahe unterhalb des Extraurethralendes, 1 $^1/_2$ — 2 Zoll von diesem entfernt, ist ein kleiner Zapfen (Fig. 2 *n*) in dem Schafte befestigt, welcher in dem kleinen Spalte (*fg*) der Canüle läuft, um die Seitenbewegungen des Schaftes zu hindern. Ist das Instrument mit

Ivánchich.

gefüllt wird, je mehr sie dem Vesicalende sich nähert.

Am Extraurethralende trägt die Canüle eine Kapsel (Fig. 11 *ii'*) oder Büchse, für die elastische Spiralfeder, oder Springfeder, genau wie an der Canüle des mit der Springfeder versehenen Stafford'schen Instruments.

2) Der Schaft (Fig. 12). Derselbe wird durch einen viereckigen Stahlstab gebildet, welcher um $^3/_4$ bis 1 $^1/_2$ Zoll länger ist als die Canüle, und dessen Dicke etwas geringer ist als der Durchmesser der Canülenhöhlung, damit er in letzterer leicht vor- und rückwärts bewegt werden kann. Das Extraurethralende zeigt (an den Ivánchich'schen Instrumenten seit 1855, vergl. unten) in der Länge von 1 — 1 $^1/_2$ Zoll einen Schraubengang mit Cursor zur Regelung des grösseren oder geringeren Hervortretens der Klingen (an den älteren Ivánchich'schen Instrumenten, 1846—1855, fehlte der Cursor). An der äussersten Spitze des Extraurethralendes ist ein Knopf oder Hütchen (Fig. 11 *m*) befindlich, zur leichteren Bewegung des Schaftes. Das Extraurethralende des Schaftes, welches stets mit der elastischen Springfeder (Fig. 12 *oo*) versehen ist, zeigt die letztere unterhalb eines kleinen Metallplättchens (Fig. 12 *p*), nahe unter dem Extraurethralende des Schaftes, angebracht; gegen genanntes Plättchen hin wirkend, zieht sie das Vesicalende des Schaftes in die Canüle zurück.

Stafford.

der Springfeder versehen (Fig. 3 u. 4), so zeigt das Extraurethralende des Schaftes (Fig. 4) sich mit der elastischen Springfeder (*oo'*) umgeben, welche unter dem Cursor gegen ein kleines Metallplättchen (*p*) nach dem Extraurethralende des Schaftes hin wirkt, und dadurch dessen Vesicalende in die Canüle zurückzuziehen im Stande ist. Der Zapfen (*n*) wie Fig. 2 ist hier nicht angebracht, weil überflüssig (wie ich an anderem Orte genauer darlegen werde).

Das Vesicalende des Schaftes ändert, 1½—2 Zoll vom Ende entfernt, seine runde Form; es wird hier platt und flach (Fig. 2 *q*, Fig. 4 *q*) und ist federhart, elastisch, um bei den Bewegungen auf der schiefen Fläche im Vesicalende der Canüle leicht vor- und rückwärts gleiten zu können. Am Vesicalende selbst ist an den Schaft die Klinge (*e*) angelöthet.

3) Die Klinge (Fig. 1, 2, 4 *e*) ist ½—¾ Zoll lang und ½—1½ Linien breit, von ovaler, bauchiger Form, und hat eine abgerundete Spitze. Sie ist am breitesten nahe unter ihrer Spitze, resp. ihrem Vesicalende, am schmälsten an ihrer Basis. Sie bildet gleichsam eine umgekehrte Lancette mit abgerundeter Ferse. Da wo sie an das Vesicalende des Schaftes solide angelöthet ist, befindet sich der schmälste Theil der Klinge; von der Anlöthungsstelle gegen ihre abgerundete Spitze hin verbreitert sie sich allmälig.

An dem geschlossenen Instrumente, wenn der Schaft 1—1½ Zoll aus dem Extraurethralrande der Canüle hervorragt, ist die Klinge des Schaftes in der Höhle der Canüle

Ivánchich.

Das Vesicalende des Schaftes ändert, 1½—2 Zoll vom Ende entfernt, seine Form, es wird hier platt (Fig. 12 *q*) und flach und ist federhart, elastisch, um bei den Bewegungen auf der schiefen Fläche im Vesicalende der Canüle leicht vor- und rückwärts gleiten zu können. Am Vesicalende selbst ist an den Schaft die Klinge (*e*) angelöthet.

3) Die Klinge (Fig. 12 *e*) ist ½—¾ Zoll lang und ½—1½ Linien breit, von ovaler, bauchiger Form, und hat eine abgerundete Spitze. Sie ist am breitesten nahe unter ihrer Spitze, resp. ihrem Vesicalende, am schmälsten an ihrer Basis. Sie bildet gleichsam eine umgekehrte Lancette mit abgerundeter Ferse. Da wo sie an das Vesicalende des Schaftes solide angelöthet ist, befindet sich der schmälste Theil der Klinge; von der Anlöthungsstelle gegen ihre abgerundete Spitze hin verbreitert sie sich allmälig.

An dem geschlossenen Instrumente, wenn der Schaft ½—1½ Zoll aus dem Extraurethralrande der Canüle hervorragt, ist die Klinge des Schaftes in der Höhle der Canüle

Stafford.

verborgen. Wenn aber der Schaft in die Canüle hineingestossen wird, so tritt die Klinge desselben um so mehr aus der Spalte am Vesicalende der Canüle, an deren seitlicher Fläche, heraus, je mehr sie sich dem Vesicalende nähert, weil sie auf dem durch die schief ansteigende Ebene immer seichter werdenden Grund des Spalts sich vorwärts bewegen, also sich demaskiren und endlich fast ganz aus der Höhle der Canüle heraustreten muss.

Das Manöver mit diesem Instrumente ist folgendes: Das geschlossene Instrument (vid. Stafford l. c. p. 65) wird durch die Strictur und über diese hinaus geführt; alsdann wird durch Vorstossen des Schaftes die Klinge demaskirt, welche also an der Seitenfläche des Vesicalendes der Canüle hinter der Strictur hervorspringt, und das so geöffnete Instrument wird durch die Strictur zurückgezogen, wodurch letztere mit einem Zuge durchschnitten wird. Sogleich hiernach lässt man die Klinge in ihre Scheide (Canüle) zurückspringen, entweder durch die Wirkung der Springfeder, oder, wenn das Instrument ohne Springfeder ist, durch Zurückziehen des Schaftes mit der Hand.

Ivánchich.

verborgen. Wenn aber der Schaft in die Canüle hineingestossen wird, so tritt die Klinge desselben um so mehr aus der Spalte am Vesicalende der Canüle, an deren seitlicher Fläche, heraus, je mehr sie sich dem Vesicalende nähert, weil sie auf der schiefen Ebene, resp. dem immer durch die schief aufsteigende Fläche seichter werdenden Grunde des Spalts sich vorwärts bewegen, also sich demaskiren und endlich fast ganz aus der Höhle der Canüle heraustreten muss.

Das Manöver mit diesem Instrumente ist folgendes: Das geschlossene Instrument wird durch die Strictur und über diese hinaus geführt, alsdann wird durch Vorstossen des Schaftes die Klinge demaskirt, welche also an der Seitenfläche des Vesicalendes der Canüle hinter der Strictur hervorspringt, und das so geöffnete Instrument wird durch die Strictur zurückgezogen, wodurch letztere mit einem Zuge durchschnitten wird. Sogleich hiernach lässt man die Klinge in ihre Scheide (Canüle) zurückspringen, indem man, durch Entfernung des Fingers vom Schafte, die Wirkung der Springfeder frei lässt.

Es scheint fast überflüssig, wollte ich noch genauer darlegen, dass in allen wesentlichen Theilen das Ivánchich'sche Instrument nur eine Copie des Stafford'schen ist. Ich will aber dennoch die Verschiedenheiten, welche aber in lauter unwesentlichen Dingen bestehen, erörtern.

1. Die Canüle des Stafford'schen Instruments trägt nicht blos einen Spalt der ganzen Länge nach an einer Seite oder Fläche, sondern auch einen kleinen Spalt von 1—1½ Zoll Länge nahe unter dem Extraurethralende, an der dem ersten Spalt entgegengesetzten Fläche. Dieser letztgenannte kleine Spalt dient zur Aufnahme eines Zapfens in dem Schaft, zur Verhütung der Seitenbewegung des letzteren. Am Ivánchich'schen Urethrotom fehlt der kleine Spalt wie der Zapfen,

ebenso wie an der Ricord'schen Canüle, von welcher die Ivánchich-sche sich nicht unterscheidet. Die Seitenbewegung des Schaftes bei den Urethrotomen der beiden letzteren wird durch die viereckige Form des Schaftes und der Canülenhöhle verhindert. Dass diese Verschiedenheit eine ganz unwesentliche ist, sieht Jeder leicht ein; sie findet sich aber nur an dem Stafford'schen geraden Urethrotom, welches nicht mit der Springfeder versehen ist. An denjenigen Urethrotomen Stafford's, die mit der Springfeder versehen sind, ist der genannte Zapfen nebst Spalt fehlend, weil die Seitenbewegungen zum Theil durch die stetige Stellung, die dem Schafte durch die Springfeder gegeben wird, theils aber auch durch die in dem langen Längsspalt laufende Klinge verhütet wird. Eine heftige Gewalt würde natürlich an diesen Instrumenten Seitenbewegungen des Schaftes erzeugen; heftige Gewalt würde aber auch an Ricord's und Ivánchich's Instrumenten Verbiegungen machen; „Gewalt bricht Eisen," aber eine heftige Gewaltanwendung findet hier nicht statt, ich werde alsbald noch genauer darauf zurückkommen.

Ich will hier nur auf einen Fehler aufmerksam machen, den ich bei der früheren Beschreibung des geraden lateral bladed Stilette Stafford's habe einfliessen lassen. Ich sagte in meiner ersten „Erwiderung" (s. oben), dass die Canüle bei Stafford's lateral bladed Stilette nur theilweise der Länge nach gespalten sei, nicht ganz, wie bei Ricord's und Ivánchich's Instrumenten. Diess ist aber nicht der Fall. Die Canüle bei Stafford's lateral bladed Stilettes ist an einer Fläche der ganzen Länge nach gespalten (Fig. 3); nur hierdurch wird es, ohne die Canüle aus zwei aneinanderzuschraubenden Stücken bestehen zu lassen, möglich, die Klinge in die Canüle leicht aus- und einzuführen und der Klinge die genügende Breite zu geben. Ein Blick auf die Stafford'schen Abbildungen der lateral bladed Stilettes zeigt, dass die Breite der Klingen dem Dickendurchmesser der Canüle, in welcher sie laufen, fast gleich ist, dass also diese Klingen unmöglich in die ungespaltene Canüle eingeführt werden können, ohne zugleich ihre ganze Schärfe zu zerstören, und dass nur der seitliche Spalt in der ganzen Länge der Canüle es möglich macht, diese Klingen so in der Canüle vor- und rückwärts laufen zu lassen, dass ihre Schärfe innerhalb des Spaltes gedeckt, nicht aber von der Canülenwand berührt, gerieben und zerstört wird.

2. Der Schaft, am Stafford'schen Instrument cylindrisch, ist am Ivánchich'schen (wie bei Ricord), viereckig, eben so wie die Höhle der Canüle bei letzterem eine viereckige, bei dem Stafford'schen eine cylindrische ist. Diese Verschiedenheit ist eine ganz unwesentliche. Denn die Seitenbewegung in Stafford's Instrument wird durch den Zapfen des Schaftes auf eine viel einfachere, das Instrument minder kostspielig machende Weise verhindert, und die genannte viereckige Form der Theile verhütet die Seitenbewegung nicht besser als der Stafford'sche Zapfen. Ein jeder Instrumentenmacher wird es Jedem, der darum anfragt, sagen können, dass es viel schwieriger ist, eine Canüle mit viereckiger Höhlung anzufertigen, als eine solche mit

cylindrischer. Auch ist die Anfertigung eines viereckigen, in die bezeichnete Canüle passenden Schaftes schwieriger, resp. zeitraubender, als die Anfertigung eines cylindrischen. Mit der Schwierigkeit der Anfertigung geht natürlich die Vertheuerung des Instrumentes Hand in Hand. Durch diese Vertheuerung ist aber keineswegs eine Verbesserung bedingt.

Charrière verfertigte zuerst im Jahre 1839 die Martial-Dupierris'schen Instrumente, an welchen — bei dem geraden Coarctotom — die Klinge des Schaftes auf der schief ansteigenden Fläche in dem Grunde des Spaltes nächst dem Vesicalende der Canüle zur Demaskirung kommt, ganz so, wie das bei Stafford's Instrument (lateral bladed Stilette) der Fall war. In demselben Jahre brachte Charrière auch bei Ricord's Instrumenten die schief ansteigende Fläche am Vesicalende der Canüle zur Demaskirung der Klinge an und machte die Höhle der Canüle viereckig, eben so wie den Schaft. Welchen Grund Ricord oder Charrière hatten, die viereckige Form zu wählen, das brauche ich hier nicht zu untersuchen. Ich sage nur so viel, dass der Zweck, die Rotationsbewegungen des Schafts zu verhüten, durch Stafford's Mechanismus in einfacherer und minder kostspieliger Weise erreicht war [1]). Ivánchich nahm indessen diese Ricord'sche Form an, und da Ivánchich eingesteht, dass sein gerader Urethrotom nichts Anderes sei als der Ricord'sche, so kann ich wohl jetzt als genügend bewiesen annehmen, dass Ivánchich's gerader Urethrotom in allen seinen wesentlichen und unwesentlichen Theilen durchaus nichts Neues enthält, dass nicht das winzigste Stückchen daran nach irgend einer selbstständigen neuen Idee construirt ist, dass dieselbe vielmehr nichts Anderes ist als eine Copie des Ricord'schen, d. h. des Stafford'schen geraden Urethrotoms, resp. lateral bladed Stilette, der aber stets mit der elastischen Springfeder verbunden ist, während Stafford auch Instrumente ohne Springfeder anfertigen liess und gebrauchte.

Diese elastische Springfeder Stafford's war sonderbarer Weise weder der Académie de médecine bekannt, als sie ihr Urtheil über Ivánchich's geraden Urethrotom fällte (dass er nämlich — bis auf die Springfeder — eine Copie des Ricord'schen Instruments sei), noch manchen deutschen Autoren, obwohl sie Stafford's Werk kannten. Die Académie de médecine in Paris hätte aber billiger Weise diese Springfeder kennen müssen, denn im Jahre 1839 und 1840 hatte Martial-Dupierris diese Springfeder, aber ohne Stafford als Erfinder zu nennen, an seinem geraden Coarctotom nicht blos angebracht, sondern er hatte sie abgebildet und beschrieben, und zwar nicht nur in dem Mémoire, welches er im Bülletin de Thérapeutique von 1839 abdrucken liess, sondern auch in seiner bekannten Schrift, welche 1840 in Paris

[1]) Ich werde an anderem Orte zeigen, dass die Furcht vor der Rotationsbewegung bei allen mit der Spiralfeder versehenen Instrumenten eine durchaus unmotivirte ist, und dass also die viereckige Form des Schaftes ganz nutzlos und unpractisch ist.

erschien [1]). Und da Charrière die Instrumente von Martial-Dupierris anfertigte, wie aus der Unterschrift der Abbildungen im Bulletin de Thérapeutique sowohl, als auch in dem besonderen Specialwerke Martial-Dupierris' zu ersehen ist, so darf wohl nicht bezweifelt werden, dass auch Ricord Kenntniss dieser Instrumente hatte. Um so mehr muss es verwundern, dass die Académie de médecine in ihrem Berichte über das Ivánchich'sche Instrument die Springfeder als etwas Neues ansehen konnte, da Ricord ein Mitglied der Commission zur Berichterstattung war.

Dass Ivánchich's Urethrotome nichts Anderes als Copien von Ricord's Instrumenten sind, sagt auch Seydel [2]); nur die Spiralfeder unterscheide beide, meint Seydel. Seydel hat aber die betreffende Mittheilung Stafford's übersehen, obwohl er übrigens das Werk Stafford's gut kennt und diesem Autor genügende Gerechtigkeit widerfahren lässt. Auch Lippert (Erkenntniss und Heilung der Harnröhrenverengerungen, Frankfurt 1859. 8. p. 147—148) hat es übersehen, dass die Spiralfeder an Ivánchich's Instrumenten eine Erfindung Stafford's ist.

Es scheint fast, als ob die Sucht, bei der Construction der Urethrotome das Vollkommenste zu liefern, und für sich selbst einen Theil des Ruhmes zu erlangen, der mit der Erreichung des hier vorgesteckten Zieles nothwendig verbunden war, bei den meisten Chirurgen, welche sich für die innere Urethrotomie bisher interessirt haben, wie eine Krankheit geherrscht hat, welche sie veranlasste, die Verdienste ihrer Vorgänger entweder absichtlich gänzlich zu verschweigen, oder solche zu verkleinern. Daher konnte es kommen, dass Stafford's Erfindungen in Frankreich angenommen wurden, dass aber Stafford nichts weniger als anerkannt, ja kaum genannt wurde. Die schiefe Fläche im Vesicalende der Canüle, auf welcher die Klinge des Schaftes zur Demaskirung aufsteigt, ist unbestritten die Erfindung Stafford's (1827). Im Jahre 1839 nahm zuerst Martial-Dupierris und nach ihm Ricord diese wichtige Einrichtung der Canüle an. Beide aber gaben ihren Urethrotomen solche Aenderungen, dass sie in unwesentlichen Dingen sich von Stafford's Instrument unterschieden, und so konnten diese Autoren ihre Instrumente als eine neue Erfindung produciren.

Stafford hatte es unterlassen, diejenigen Bestandtheile seiner Instrumente, resp. alle diejenigen Mechanismen, von welchen er glaubte, dass eine blosse Beschreibung zu ihrer Verdeutlichung genügend sei, abbilden zu lassen; und ferner hat Stafford unterlassen, alle diejenigen Mechanismen, resp. Bestandtheile seiner Instrumente, von denen er glaubte, dass eine einfache Abbildung ge-

[1]) Martial-Dupierris, Mémoire sur les rétrécissements organiques du canal de l'urètre et sur l'emploi des nouveaux instruments de scarification, pour obtenir la cure radicale etc. Avec planches. Paris 1840. 8. — Idem, in: Bulletin de Thérapeutique, Tom. XVII. p. 41. Livraison des 15. et 30. Juillet 1839.

[2]) Dr. G. Seydel, Die Stricturen der Harnröhre etc. Dresden 1854. 8.

nügen würde, um sofort auch gleich allgemein verständlich zu sein, specieller zu beschreiben; er hat sogar manche Theile seiner Instrumente, deren Bedeutung einem jeden Denkenden nothwendig alsbald in die Augen springen muss, nicht einmal mit einer Erklärung versehen. Aus diesen Gründen ist Stafford's bedeutende Erfindung in diesem Gebiete bisher fast ohne die ihr gebührende Würdigung geblieben.

Die Abbildung des Stafford'schen lateral bladed Stilette mit der seitlich vorspringenden Klinge zeigt genügend, dass ein solches Vorspringen nur mittelst der schief aufsteigenden Fläche in der Höhle am Vesicalende der Canüle und mittelst des federnden Vesicalendes am Schafte ermöglicht werden kann. Stafford sagte nichts Specielles darüber, weil er das für selbstverständlich hielt. Martial-Dupierris aber (1839) beschrieb es und bildete es ab, Charrière fertigte dessen Instrumente und Ricord nahm diesen Mechanismus ebenfalls an; alle aber erwähnten Stafford's nicht.

Auch die Spiralfeder am Extraurethralende des Schaftes bildete Stafford nicht ab, sondern er erwähnte ihrer nur. Stafford dachte gewisslich, dass es einer Abbildung nicht bedürfe, wo die blosse Erwähnung genügen musste. Denn die Spiralfeder oder elastische Springfeder zum Zurückziehen eines Schaftes in eine Canüle war eine, seit länger als einem Jahrhundert an chirurgischen Instrumenten angebrachte Form. So hatte bereits Petit im vorigen Jahrhundert an seinem geraden und gekrümmten Pharyngotom, Lafaye an seinem Cystidotom, Brambilla an seinem Instrumente zur Durchführung eines Haarseils oder zur Bildung einer Gegenöffnung, in diesem Jahrhundert aber hatte Langenbeck an seinem Coreoncion, Palucci an seiner Staarnadel u. s. w. die elastische Springfeder oder Spiralfeder angebracht. Stafford wusste also wohl, dass er hier nur einen längst bekannten und längst vielfach abgebildeten, dazu nicht einmal wesentlichen Mechanismus seinem Instrumente beigefügt hatte. Wozu sollte er solchen auch noch abbilden lassen?

Ivánchich stellte dagegen die elastische Springfeder an seinem Urethrotom als einen in allen ihren Theilen von ihm erst neu erfundenen Mechanismus dar, der vor ihm noch niemals an einem chirurgischen Instrumente, geschweige denn gar an einem Urethrotome angebracht gewesen wäre. Er nennt diese Springfeder (s. oben und auch in seiner Schrift von 1846 p. 130 ff.) eine „nicht unbedeutende Vervollkommnung“ oder eine „Verbesserung“ des Ricord'schen Instruments, und geht sogar so weit, dass er auch die Hülse oder den Cylinder, in welchem die elastische Springfeder enthalten ist, als eine von ihm, Ivánchich, erst erfundene, resp. dem Instrument zuerst beigegebene Partie präcisirt. Ivánchich sagt nämlich (Ueber die organ. Verengerung der Harnröhre und ihre vollkommenste Behandlung. Wien 1846. 8. p. 131) Folgendes: „die Spiralfeder habe ich, um dem Instrumente ein gefälligeres Ansehen zu geben und überhaupt die Action der Spiralfeder vollkommen zu sichern, in einen hohlen Cylinder eingeschlossen . . . .," und der Leser soll natürlich hierdurch zu dem Glauben gebracht werden, dass Ivánchich es war, dem die Ehre dieser Erfindung und Einrichtung gebührt. Aber nur der nicht instruirte Leser, oder der nicht denkende Leser wird den Absichten Ivánchich's entsprechend glauben, denn die Spiralfeder war an allen den oben bezeichneten Instrumenten gleich und war bei allen schon im vorigen Jahrhundert in einen hohlen Cylinder eingeschlossen.

Fast scheint es mir, als müsste ich die Leser erst um Entschuldigung bitten, wenn ich das eben Gesagte erst noch genauer beweisen wollte. Aber Hrn. Ivánchich gegenüber scheint mir dieser Beweis unerlässlich. Des leichteren Auffindens der hier von mir darzubringenden Beweise wegen will ich auf eine Schrift verweisen, die wegen ihrer Verbreitung in Deutschland in mehreren Auflagen wohl den meisten Chirurgen leicht zugänglich ist. Es ist diess die Schrift von Dr. E. Blasius, akiurgische Abbildungen oder Darstellung der blutigen chirurgischen Operationen und der für dieselben erfundenen Werkzeuge, mit erklärendem Texte, 2. Auflage, Berlin 1844. fol.; Erklärung in 8. Wenn man in diesem Werke auf Taf. III. die Figuren 36, 37, 38 betrachtet, so findet man, dass dieselben, eine Darstellung des Petit'schen geraden und gekrümmten Pharyngotoms, mit der elastischen Springfeder versehen sind; und liest man die Erklärung (p. 27 und 28) nach, so kann man speciell angeführt finden, dass jedes dieser Pharyngotome „ein Plättchen (*b*) hat, auf dem der spiralförmige Draht (*c*) ruht, welcher die Lancette, so weit sie im Cylinder (*f*) befindlich ist, umgiebt, und sie, wenn sie angedrückt war, zurückfedern macht."

Aehnlich dem Petit'schen Pharyngotom hatte Lafaye's Cystidotom die Spiralfeder sammt Kapsel. In dem citirten Blasius'schen Werke, auf Taf. XV, Fig. 53, *A, B, C, D,* und der dazu gehörigen Erklärung (p. 111) findet man, dass diess Instrument aus „einer durch die gespaltene platte Röhre (*A*) gehenden, und mittelst der Feder (*B*) zurückfedernden lancettförmigen geraden Nadel besteht."

Auch an Palucci's verborgener Staarnadel (Blasius, l. c. Taf. XVI, Fig. 11, 12, 13, Erklärung p. 115) findet sich die elastische Spiralfeder mit dem Gehäuse.

Desgleichen an Langenbeck's Coreoncion (Blasius, l. c. Taf XVII, Fig. 67—70, Erklärung p. 131, 132).

Brambilla's Nadel zur Bildung einer Gegenöffnung und zur Durchführung eines Haarseils hat gleichfalls die elastische Spiralfeder sammt ihrer Kapsel (Blasius, l. c. Taf. III, Fig. 23, Erklärung p. 25).

Es mögen diese Beispiele, welche sich leicht vermehren liessen, genügen.

Aus dem Gesagten geht zur Genüge hervor, dass an Ivánchich's geradem Urethrotom Alles, bis auf das Kleinste und Geringste, Copie ist, nichts aber Original, und dass Ivánchich selbst unwesentlichere Theile, wie die Spiralfeder, so hinstellt, als seien sie seine Erfindung. Da ich nun schon im Jahre 1853 auf dieses Verhältniss aufmerksam gemacht hatte, so liess sich erwarten, dass Ivánchich im Jahre 1866 das usurpirte Eigenthum Stafford's als solches anerkennen würde. Ivánchich thut aber nichts weniger als das, sondern sagt (1866, l. c. p. 16), dass ihm „das Stafford'sche Werk gänzlich unbekannt war, und dass die Spiralfeder von Stafford blos erwähnt, aber nicht gezeichnet worden sei." Dass diess kein Grund ist, um ein als fremdes Eigenthum erkanntes Gut dennoch als eigenes hinzustellen, brauche ich nicht erst zu beweisen. Gezeichnet, am Urethrotom, war aber die Spiralfeder von Martial-Dupierris an zwei verschiedenen Orten, 1839 und 1840, und an anderen Instrumenten an zahlreichen Orten, wie oben nachgewiesen worden ist. Wenn also Ivánchich 1866 (l. c. p. 16) sagt: „die federnde Eigenschaft meiner Urethrotome, die nach Dr. Stilling auch eine Nachbildung Stafford's sein soll, ist bei meinen beiden Urethrotomen von nur secundärer Wichtigkeit," so widerspricht er sich, indem er kurz vorher (1866, l. c. p. 11) hervorgehoben hatte, dass „die federnde Eigenschaft eine übrigens auch nicht unbedeutende Vervollkommnung des Ricord'schen Urethrotoms" sei; vor Allem aber handelt er gegen die Versicherung seiner Loyalität, fremdes Eigenthum anerkennen zu wollen, indem er, trotz besseren Wissens, sich als Urheber einer Vervollkommnung gerirt, an der er nicht den mindesten Antheil hat.

II. Der gekrümmte Urethrotom Ivánchich's ist wesentlich das nämliche Instrument, welches Stafford zwanzig Jahre früher unter der Bezeichnung: gekrümmtes seitlich schneidendes Urethrotom (lateral bladed Stilette) erfunden, angewendet und veröffentlicht hatte.

Stafford's gekrümmter Urethrotom (Fig. 6, 7, 8, 9, 10) besteht aus folgenden wesentlichen Theilen:

1) Einer Canüle (Fig. 6 *ab*).
2) Einem in der Canüle laufenden Schafte (Fig. 7 *cd*).
3) Einer Klinge am Vesicalende des Schaftes (*e*).

Betrachten wir diese Theile genauer.

1) Die Canüle (Fig. 6 *ab*). Dieselbe hat die Form und die Dimensionen eines gekrümmten Catheters;

Ivánchich's gekrümmter Urethrotom (Fig. 14, 15) besteht aus folgenden wesentlichen Theilen:

1) Einer Canüle (Fig. 14 *ab*).
2) Einem in der Canüle laufenden Schafte (Fig. 15).
3) Einer Klinge am Vesicalende des Schaftes (*e*).

Betrachten wir diese Theile genauer.

1) Die Canüle (Fig. 14 *ab*). Dieselbe hat die Form und die Dimensionen eines gekrümmten Ca-

Stafford.

an ihrer convexen Fläche ist sie der ganzen Länge nach gespalten; in diesem Spalte läuft die Klinge des Schaftes, wovon alsbald die Rede ist, dergestalt, dass die Schärfe der Klinge in dem Spalte der Canüle wohl gedeckt ist. Die Höhle der Canüle ist cylindrisch, ändert aber $^3/_4$ Zoll vom Vesicalende entfernt ihre Form, indem sie hier gleichsam durch einen schief abgeschnittenen umgekehrten Kegel gefüllt wird, der eine schief ansteigende Fläche bildet, durch welche der Spalt der Canüle immer seichter wird, je näher er dem Vesicalende kommt, so dass dieser Spalt sich endlich, am Vesicalende selbst, mit der Oberfläche der Canüle vereinigt. Uebrigens ist die äusserste Endspitze des Vesicalendes geschlossen und abgerundet, wie bei einem Catheter.

Ist das Instrument mit der Springfeder versehen, so endet das Extraurethralende der Canüle in einer Hülse oder Kapsel (Fig. 8 *i i'*) zur Aufnahme der Springfeder (Fig. 9 *o o'*); ist es aber nicht mit der Springfeder versehen, so trägt das Extraurethralende der Canüle, dicht neben dem Längsspalt, einen Ring (Fig. 6 *h*) zur Aufnahme des Daumens der linken Hand. Diesem Ring diametral entgegengesetzt zeigt die Canüle einen $1—1^1/_2$ Zoll langen Spalt (Fig. 6 *fg*) zur Aufnahme eines kleinen Zapfens (Fig. 6, 7 *n*) (oder Schräubchens) des Schaftes, um die Seitenbewegungen des letzteren zu verhüten.

2) Der Schaft (Fig. 7 *cd*) besteht an den beiden Drittheilen resp. den drei Viertheilen nächst dem Extraurethralende aus einem runden Stahlstab von etwas geringe-

Ivánchich.

theters; an ihrer convexen Fläche ist sie der ganzen Länge nach gespalten; in diesem Spalte läuft die Klinge des Schaftes, wovon alsbald die Rede ist, dergestalt, dass die Schärfe der Klinge in dem Spalte der Canüle wohl gedeckt ist. Die Höhle der Canüle ist viereckig, ändert aber $^3/_4$—1 Zoll vom Vesicalende entfernt ihre Form, indem sie hier gleichsam durch einen schief abgeschnittenen umgekehrten Kegel gefüllt wird, der eine schief ansteigende Fläche bildet, durch welche der Spalt der Canüle immer seichter wird, je näher er dem Vesicalende kommt, so dass dieser Spalt sich endlich, am Vesicalende selbst, mit der Oberfläche der Canüle vereinigt. Uebrigens ist die äusserste Endspitze des Vesicalendes geschlossen und abgerundet, wie bei einem Catheter.

Da das Instrument immer mit einer Springfeder versehen ist, so endet das Extraurethralende der Canüle in einer Hülse oder Kapsel (Fig. 14 *i i'*) zur Aufnahme der Springfeder (Fig. 15 *o o'*).

Die Seitenbewegungen des Instruments werden durch die viereckige Form der Canülenhöhle und des Schaftes verhütet.

2) Der Schaft (Fig. 15 *cd*) besteht an den beiden Drittheilen resp. den drei Viertheilen nächst dem Extraurethralende aus einem viereckigen Stahlstab von etwas ge-

Stafford.	Ivánchich.
rem Durchmesser als die Höhle der Canüle, um sich in dieser leicht vor- und rückwärts bewegen zu lassen. Das letzte Drittheil resp. Viertel des Schaftes, welches dessen Vesicalende bildet, besteht aus einem Stück spiralig gewundenen federharten Stahls (Fig. 7 *r r'*) von grosser Biegsamkeit und Elasticität; der Umfang dieser Stahlspirale ist an allen Stellen von gleicher Dicke wie der solide Theil des Schaftes und bewegt sich daher in der Canüle mit gleicher Leichtigkeit vor- und rückwärts. Am Vesicalende endigt diese Stahlspirale in ein Stückchen federharten, flachen Stahlblattes (Fig. 7, 9 *s*) von 1 Zoll Länge, welches die Klinge trägt, die solide an sie angelöthet ist.	ringerem Durchmesser als die Höhle der Canüle, um in dieser leicht vor- und rückwärts zu gleiten. Das letzte Drittheil (resp. Viertel) des Schaftes, welches dessen Vesicalende bildet, besteht aus einem Stückchen flach gedrückter Uhrfeder oder Stahlfeder, dessen Breite der Dimension der Canülenhöhle entspricht, und in letzterer leicht vor- und rückwärts bewegt werden kann. Am Vesicalende dieser Stahlfeder ist die Klinge (*e*) solid angelöthet.
Am Extraurethralende ist ein Knopf oder ein Ring (Fig. 6, 7, 8, 9 *m m'*) zum bequemeren Erfassen bei den Bewegungen des Schaftes. Unter dem Knopfe ist ein 1—$1\frac{1}{2}$ Zoll langer Schraubengang (*k*), auf welchem sich ein Cursor (*l*) bewegt, der das geringere oder stärkere Eindringen des Schaftes in die Canüle resp. Vortreten der Klinge regelt. Unter dem Schraubengang ist, wenn das Instrument die Springfeder hat, ein Plättchen (Fig. 9 *p*) befindlich, gegen welches die Springfeder wirkt, um das Zurückziehen des Schaftes aus der Canüle zu bedingen.	Am Extraurethralende ist ein Knopf (Hütchen) (Fig. 14 *m*) zur bequemeren Erfassung bei den Bewegungen des Schaftes angebracht. (An den neuesten Instrumenten Ivánchich's von 1855 ist unter dem Knopf der Schraubengang mit Cursor, ganz wie bei den Stafford'schen Instrumenten, zur Regelung des Hervorspringens der Klinge.) Unter dem Hütchen ist, da das Instrument stets die Springfeder hat, ein Plättchen (Fig. 15 *p*) befindlich, gegen welches die Springfeder wirkt, um das Zurückziehen des Schaftes aus der Canüle zu bedingen.
Der ganze Schaft ist um 1—$1\frac{1}{2}$ Zoll länger als die Canüle.	Der ganze Schaft ist um 1—$1\frac{1}{2}$ Zoll länger als die Canüle.
3) Die Klinge (*e*) ist $\frac{1}{2}$—$\frac{3}{4}$ Zoll lang, $\frac{1}{2}$—$1\frac{1}{2}$ Linien breit, hat eine ovale, bauchige Form, eine abgerundete Spitze; sie ist am breitesten nahe unter der Spitze, resp. ihrem Vesicalende; am schmälsten	3) Die Klinge (*e*) ist $\frac{1}{2}$—$\frac{3}{4}$ Zoll lang und $\frac{1}{2}$—$1\frac{1}{2}$ Linien breit, hat eine ovale bauchige Form, eine abgerundete Spitze; sie ist am breitesten nahe unter der Spitze, resp. ihrem Vesicalende, am schmäl-

Stafford.

an ihrer Basis. Sie bildet gleichsam eine umgekehrte Lancette mit abgerundeter Ferse. Mit ihrem schmälsten Theile ist sie an das Ende des Schaftes solide angelöthet. Die Klinge hat aber ihre Anlöthungsstelle nicht an der Stahlspirale unmittelbar, sondern an deren unmittelbarer Fortsetzung in das oben bezeichnete flache, federharte Stückchen Stahlblatt (*ss*), welches letztere also ein Zwischenstückchen zwischen dem Vesicalende der Stahlspirale und der Klinge bildet.

An dem geschlossenen Instrumente, wenn der Schaft 1—1½ Zoll aus dem Extraurethralende der Canüle hervorragt, ist die Klinge des Schaftes in der Höhle der Canüle verborgen. Wenn aber der Schaft in die Canüle hineingeschoben wird, so tritt die Klinge desselben um so mehr aus der Spalte am Vesicalende der Canüle an deren convexer Fläche heraus, je mehr sie sich dem Vesicalende der Canüle nähert, weil sie auf der schiefen Ebene, resp. dem durch die schief aufsteigende Fläche immer seichter werdenden Spalt sich vorwärts bewegen, also aufsteigen, aus der Canüle immer mehr heraustreten und sich endlich ganz demaskiren muss.

Das **Manöver** mit diesem Instrumente ist folgendes: Das geschlossene Instrument wird (**Stafford** l. c. p. 65) mit dem Vesicalende der Canüle durch die Strictur und über sie hinaus bis jenseits ihrer hinteren Mündung gebracht, d. h. so, dass das Vesicalende und die Klinge ein wenig jenseits der Strictur befindlich ist. Alsdann wird

Ivánchich.

sten an ihrer Basis. Sie bildet gleichsam eine umgekehrte Lancette mit abgerundeter Ferse. Mit ihrem schmälsten Theil ist sie an das Ende des Schaftes, d. h. an das Vesicalende des Stückchens Uhrfeder angelöthet, welches das letzte Drittel des Schaftes (Vesicalende) bildet.

An dem geschlossenen Instrumente, wenn der Schaft 1—1½ Zoll aus dem Extraurethralende der Canüle (resp. des Gehäuses für die Springfeder) hervorragt, ist die Klinge des Schaftes in der Höhle der Canüle verborgen. Wenn aber der Schaft in die Canüle hineingeschoben wird, so tritt die Klinge desselben um so mehr aus der Spalte am Vesicalende der Canüle an deren convexer Fläche heraus, je mehr sie sich dem Vesicalende der Canüle nähert, weil sie auf der schiefen Ebene, resp. dem durch die schief aufsteigende Fläche immer seichter werdenden Spalt sich vorwärts bewegen, also aufsteigen, aus der Canüle immer mehr heraustreten und sich endlich ganz demaskiren muss.

Das **Manöver** mit diesem Instrumente ist folgendes: Das geschlossene Instrument wird durch die Strictur und über sie hinaus bis jenseits ihrer hinteren Mündung gebracht, d. h. so, dass das Vesicalende und die Klinge ein wenig jenseits der Strictur befindlich ist. Alsdann wird durch das Vorschieben des Schaftes die Klinge de-

Stafford.	Ivánchich.
durch das Vorschieben des Schaftes die Klinge demaskirt, die hinter der Strictur also hervorspringt, und nun wird das so geöffnete Instrument durch die Strictur zurückgezogen, wodurch letztere mit einem Zuge durchschnitten wird.	maskirt, welche letztere also hinter der Strictur hervorspringt, und nun wird das so geöffnete Instrument durch die Strictur zurückgezogen, wodurch letztere mit einem Zuge durchschnitten wird.
Sogleich hiernach lässt man die Klinge in ihre Scheide (Canüle) zurückspringen, entweder durch die Wirkung der Springfeder, oder wenn das Instrument ohne solche ist, durch Zurückziehen des Schaftes mit der Hand.	Sogleich hiernach lässt man die Klinge in ihre Scheide (Canüle) zurückspringen, durch die Wirkung der Springfeder, indem man letztere durch Wegnehmen des Fingers vom Hütchen oder Kopf des Schaftes frei wirken lässt.

Aus dem Vorstehenden ergiebt sich zur Genüge, dass das Ivánchich'sche gekrümmte Urethrotom in allen wesentlichen Theilen dem Stafford'schen gleich ist, dass aber seine Verschiedenheiten in so unwesentlichen Dingen bestehen, dass man beide Instrumente für identisch erklären muss. Betrachten wir die Verschiedenheiten:

1. An der Canüle. Die Höhle der Canüle ist bei Ivánchich viereckig, wie bei Ricord's Instrument, um die Seitenbewegung des Schaftes zu verhüten. Bei Stafford ist sie rund und die Seitenbewegung des Schaftes hindert ein Zapfen, der in einem kleinen Einschnitt nahe unter dem Extraurethralende der Canüle läuft, wie oben bei dem geraden Instrumente schon angegeben worden ist. Dass diese Verschiedenheit eine ganz unwesentliche ist, und dazu noch eine ganz unzweckmässige, weil sie das Instrument vertheuert, habe ich oben bei dem geraden Instrumente auseinandergesetzt. In jeder anderen Hinsicht ist die Canüle des Ivánchich'schen Instruments derjenigen des Stafford'schen gleich [1]).

2. Am Schafte. Der Vesicaltheil des Schaftes am Ivánchichschen Instrumente ist ein Stückchen Uhrfeder oder ein blattähnliches Stück federharten Stahls; am Stafford'schen ist es ein Stück spiralig gewundenen federharten Stahls; beide folgen bei Bewegungen des Schaftes der Krümmung der Canüle, erfüllen ihren Zweck anscheinend vollkommen gleich und gut; der Unterschied ist also scheinbar kein

[1]) Ivánchich sagt zwar, dass die viereckige Höhle oder Rinne der Canüle in jedem gekrümmten Theile seines Urethrotoms sich verflache, um der flachen Stahlfeder das Ausspringen aus der Rinne unmöglich zu machen. Das liest sich ganz schön auf dem Papier. Man wird aber in der Wirklichkeit finden, dass die Instrumentenmacher die Rinne der Canüle an allen Theilen ihres Verlaufs gleich viereckig und gleich weit anfertigen, aus dem einfachen Grunde, weil die viereckige Canüle über einen viereckigen Draht geformt wird und weil das Flachermachen der Canülenhöhle im gekrümmten Theil eine höchst mühsame Arbeit ist, die das Instrument sehr vertheuert, wie ich solches an anderem Orte genauer ausführen werde.

wesentlicher. Ich werde aber weiter unten zeigen, dass die platte Stahlfeder am Ivánchich'schen Instrumente entschiedene Nachtheile hat in Vergleich zu der spiraligen Stahlfeder am Instrumente Stafford's. In jeder anderen Beziehung ist der Schaft am Ivánchich-schen Instrumente dem des Stafford'schen gleich; nur hatte das Ivánchich'sche Instrument nicht den Cursor (den aber die neueren Ivánchich'schen Instrumente auch haben). Dass der untere Theil des Schaftes (die beiden dem Extraurethralende zunächst befindlichen Drittheile) am Ivánchich'schen Instrumente viereckig, wie bei dem Ricord'schen, an dem Stafford'schen aber rund ist, wie am geraden Urethrotom, ist oben schon genügend besprochen, wie auch, dass diess ein ganz unwesentlicher Unterschied ist.

Aus dem Mitgetheilten geht genügend hervor, dass der Ivánchich-sche gekrümmte Urethrotom in allen wesentlichen Theilen identisch ist mit dem Stafford'schen gekrümmten lateral bladed Stilette. Ich werde aber später zeigen, dass es an denjenigen Theilen, wo es nicht mit dem Stafford'schen identisch ist, es offenbare Nachtheile in sich schliesst und weniger gut ist als das Stafford'sche Instrument.

Ivánchich sagt, sein gekrümmter Urethrotom sei eine wesentliche Vervollkommnung des Ricord'schen Urethrotoms, welcher ihm nur zum Modell gedient habe.

Untersuchen wir genauer, in wiefern diess gegründet ist und worin denn eigentlich diese Vervollkommnung bestehe:

Ivánchich sagt (1846, l. c. p. 136 u. 137), dass der Ricord-sche gekrümmte Urethrotom folgende „wesentliche Gebrechen" habe: „1) Die für die meisten Fälle zu brüske Krümmung, die dem Catheterismus bei organischen Verengerungen nicht immer erwünscht ist, und die nicht gut in die etwas grössere des gewöhnlichen Catheters verwandelt werden kann, ohne den Operationsact noch schwerer zu machen, als er bei seiner gegenwärtigen Gestalt ist, wie wir gleich deutlich sehen werden. 2) Die Stelle, an welcher bei diesem Instrumente das Austreten der Messerklinge stattfindet, finden wir ganz unzweckmässig bestimmt. Diese Stelle ist die Reunion des gekrümmten Theils der Canüle mit dem geraden, und wir wissen bereits, dass, um mit diesem Instrumente die an der Beugung der Harnröhre befindlichen Verengerungen inscindiren zu können, man diese mit dem ganzen gekrümmten Theile der Canüle vorerst überschreiten müsse."

Betrachten wir diese Einwürfe genauer, so finden wir den ersten ohne Begründung. Denn hätte die Ricord'sche Canüle wirklich eine zu brüske Krümmung, so konnte ihr eine weniger brüske ohne Schwierigkeit gegeben werden, und Ricord konnte die Krümmung seines Instruments dem jedesmaligen besonderen Falle anpassen, wie das Reybard gethan hat und thut, indem er an das Vesicalende seines Urethrotoms gekrümmte Endstücke von der verschiedensten Krümmung und Länge anschraubt, je nach Erforderniss in den verschiedenen Fällen.

Ivánchich sagte aber selbst, wenige Zeilen bevor er das genannte „Gebrechen" der „zu brüsken" Krümmung aufführt (p. 137), bei der Beschreibung des Ricord'schen Instruments, dass die Canüle an Ricord's gekrümmtem Urethrotom „leicht gebogen“ sei (p. 136). Und sieht man auf die von Ivánchich selbst gegebene Abbildung, so findet man, dass die Krümmung des Ricord'schen Instruments nichts weniger als brüsk ist, dass sie vielmehr weniger brüsk ist, als am Ivánchich'schen gekrümmten Urethrotom. — Dieser Einwurf Ivánchich's zerfällt somit in sich selbst.

Gehen wir zur Betrachtung des zweiten Einwurfs über, welchen Ivánchich gegen Ricord's Urethrotom aufführt und als ein „wesentliches Gebrechen“ desselben bezeichnet, weil nämlich die Klinge nicht unmittelbar am Vesicalende, sondern etwas diesseits, an der Stelle, wo der gerade Theil der Canüle in den gebogenen übergeht, hervorspringt.

Diess führt uns zu der Frage: 1) Ist es denn nützlich oder absolut nothwendig, dass an dem gebogenen Urethrotom die Klinge unmittelbar am Vesicalende hervorspringt? und, wenn diese Frage bejaht wird, zu der anderen Frage: 2) War es denn für Ricord an seinem gekrümmten Urethrotom mit einer Schwierigkeit verbunden, die Klinge am Vesicalende hervorspringen zu lassen?

Was nun die erste Frage betrifft, so ist es bekannt, dass in allen Fällen, wo es überhaupt möglich, die Einführung eines gekrümmten Instruments in Stricturen, welche im gekrümmten Theile der Harnröhre ihren Sitz haben, viel leichter ist, als die eines geraden Instruments; nicht minder aber ist es auch bekannt, dass — wenn einmal die Spitze eines cylindrischen Instruments die Strictur passirt hat, das Instrument so weit über die Strictur hinaus vorgeschoben werden kann, dass der ganze gebogene Theil des Instruments in die Blase eindringt, so dass das Ende des geraden Theils nicht blos innerhalb der Strictur, sondern beliebig weit jenseits derselben, zwischen dieser und der Blase, ja selbst bis in die Blase hinein vorgeschoben werden könnte, wenn der Operateur es wollte. Ist also der krumme Theil des Ricord-schen Urethrotoms jenseits der Strictur, und schiebt man es so weit vor, dass auch das Ende des geraden Theils der Canüle bis hinter die Strictur (zwischen diese und die Blase) gelangt, alsdann braucht ja nur die Messerklinge demaskirt und das Instrument zurückgezogen zu werden, um die Strictur ihrer ganzen Länge nach zu durchschneiden. Da nun das Ricord'sche Urethrotom eine cylindrische, keineswegs aber eine vom Vesicalende gegen das Extraurethralende hin sich verdickende Canüle hat, so ist es gar keiner Schwierigkeit unterworfen, wenn man einmal mit dem Vesicalende desselben durch die Strictur hindurch gedrungen ist — und das ist doch unter allen Umständen mit jedem von hinten nach vorn schneidenden Urethrotom nothwendig — auch mit dem ganzen gekrümmten Theile und einem Stück des geraden Theils der Canüle bis hinter die Strictur zu kommen. Hieraus folgt, dass es durchaus nicht nothwendig ist, am gekrümmten Urethrotom die Klingen am Vesicalende herausspringen zu lassen, und dass keine Nothwendigkeit vorlag, den Mechanismus am Ricord'schen Urethrotom in der von Ivánchich bezeichneten Weise zu ändern. Bekanntlich lässt auch Reybard, wo er gekrümmte Urethrotome anwendet, die Klingen nur am Ende des geraden Theils seiner Urethrotome hervorspringen, und hat es nie für nöthig befunden, die Klinge am Vesicalende des gekrümmten Theils vorspringen zu lassen.

Ivánchich sagt nun pag. 137 (l. c. 1846), die Einführung des Ricord'schen gekrümmten Urethrotoms sei da, wo mehrere Verengerungen hinter einander oder eine lange vorhanden sind, unmöglich oder doch unendlich schwierig, „wo man zufrieden sein kann, wenn man vor der Incision mit dem Ende des Instruments nur ein paar Linien, geschweige anderthalb Zoll, wie bei diesem (Ricord's) Instrumente nothwendig wäre, über die Verengerung hinauskommt.“ Ivánchich vergisst aber, dass bei der cylindrischen Beschaffenheit des Instruments diese Schwierigkeit nur eine eingebildete ist. Denn ist die Spitze des Instruments jenseits der Strictur, warum sollte der übrige Theil des Instruments, der ja nicht dicker ist, als unmittelbar unter der Spitze, bei einem weiteren Vorschieben nicht nachfolgen? Folgt aber das Instrument dem vorschiebenden Finger nicht tiefer in die Strictur und über sie hinaus nach, sondern ist es nur festgekeilt und kann man nicht weiter kommen, alsdann kann man gar nicht wissen, ob die Spitze des Instruments über die Strictur hinaus, oder noch innerhalb der Verengerung befindlich ist, oder ob sie nicht gar einen falschen Weg gemacht hat, denn welche Criterien hat denn der Operateur in solchen Fällen, wo die Spitze des Instruments nicht bis in die Blase geführt werden kann, dass er keinen falschen Weg gemacht hat, dass er hinter und nicht innerhalb der Strictur ist?

Man sieht also, dass Ivánchich für die als „wesentliche Gebrechen“ des Ricord'schen gekrümmten Urethrotoms getadelten Mängel durchaus keine Begründung beibringt, und dass also keine Nothwendigkeit für Ivánchich vorlag, den Mechanismus des Ricord'schen gekrümmten Urethrotoms zu ändern.

Gesetzt aber, es wäre unter allen Umständen nützlicher, am gekrümmten Urethrotome die Klingen unmittelbar am Ende des gekrümmten Theils, d. h. an der Spitze des Vesicalendes austreten zu lassen, hätte denn Ricord, wenn er solchen Mechanismus anwenden wollte, Schwierigkeiten gehabt, um diesen an seinem gekrümmten Urethrotom anzubringen?

Untersuchen wir diese zweite Frage, so müssen wir sie dahin beantworten, dass auch nicht die allerentfernteste Schwierigkeit für Ricord vorhanden war, die Klinge unmittelbar am Vesicalende seines gekrümmten Urethrotoms heraustreten zu lassen, dass die Krümmung der Canüle nicht das mindeste Hinderniss für die Fortleitung des klingentragenden Schaftes bis zu ihrem Vesicalende darbieten konnte. Denn dass die Höhlung in der gekrümmten Canüle bis zum Vesicalende fortlief, wie bei einem Catheter, war nicht schwierig zu ermöglichen, und den Vesicaltheil des Schaftes in dem krummen Theile der Canüle leicht beweglich zu machen, war eben so leicht zu bewerkstelligen. Der klingentragende Theil des Schaftes im geraden Urethrotom Ricord's war bekanntlich federhart und elastisch, da derselbe, auf schiefer Fläche ansteigend, bei dem Demaskiren sich bewegen muss; Ricord brauchte ja diesen abgeplatteten, elastischen, federnden Theil nur verlängern und bis zum Vesicalende der Canüle fortführen zu lassen, alsdann war ja sein Zweck erreicht. Ricord hatte also nichts weniger als mechanische Schwierigkeiten zu überwinden, um die Klinge seines gekrümmten Urethrotoms unmittelbar am Vesicalende heraustreten zu lassen, um so weniger, als diese Aufgabe am Urethrotom selbst längst gelöst und, wie mit Sicherheit angenommen werden kann, auch Ricord bekannt war, denn am Urethrotom war sie gelöst durch das Stafford-sche gekrümmte lateral bladed Stilette und dessen gekrümmtes double lancetted Stilette; auch war dieser Mechanismus schon von Charrière 1839, bevor er Ricord's Instrumente anfertigte, an dem gekrümmten Urethrotom von Martial-Dupierris angefertigt worden. Nur gebrauchte letzterer und Charrière nicht die elastische Stahlspirale, sondern die Vaucanson'sche Kette, welche aber nicht allein keine Vortheile vor der Stahlspirale hat, sondern dadurch, dass ihre Anfertigung viel schwieriger ist, dass sie also unvergleichlich theurer ist als die auf die leichteste, einfachste und daher sehr billige Weise anzufertigende elastische Stahlspirale, der letzteren entschieden nachsteht. Ob nun Charrière und Martial-Dupierris die Kette à la Vaucanson nur deshalb nahmen, um nicht geradezu das Stafford'sche Instrument zu copiren, oder um doch irgend etwas Besonderes an ihren Instrumenten zu haben, lasse ich dahingestellt. Ich sage nur so viel, dass Ricord durch Charrière gewiss Kenntniss der Martial-Dupierris-schen Instrumente erlangt hatte, wenn er nicht solche schon durch die Publicationen des Autors selbst früher hatte. Ausserdem war aber die Anwendung von Uhrfedern oder Stahlfedern, die sich in catheterartig gebogenen Canülen leicht vor- und rückwärts bewegen lassen, in der Chirurgie an zahlreichen Instrumenten schon längst, im vorigen Jahrhundert, in Gebrauch, und jedem Chirurgen so bekannt, dass er in der Herstellung eines in gekrümmter Canüle sich leicht bewegenden Schaftes nicht die allerentfernteste Schwierigkeit mehr erblicken konnte. Ich erinnere nur an die Bellocq'sche Röhre; hauptsächlich aber an Desault's Instrument zur Unterbindung tiefliegender Arterien (s. Blasius, l. c. Taf. IV. Fig. 69, Erklärung p. 44). Dasselbe hat ganz die Form eines (an beiden Enden offenen) männlichen Catheters mit selbst brüsker Krümmung. In dieser Canüle, resp. Scheide, läuft eine Uhrfeder, Stahlfeder, welche länger ist als die Scheide selbst und am unteren Ende ein Oehr für die Ligatur hat. Ist die Scheide bei zurückgezogener Feder unter die Arterie gebracht, so wird die Feder vorgeschoben und somit die Ligatur vor- und in die Höhe gehoben. Den nämlichen Mechanismus finden wir an Arendt's Instrument zur Unterbindung tiefliegender Arterien, an Langenbeck's Instrument zu gleichem Zwecke (vgl. z. B. Blasius, l. c. Taf. IV. Fig. 71, 76—79, Erklärung p. 44 und 45) an Watt's, Bujalski's Instrumenten hierzu

u. a. a.[1]) An Urethrotomen und an gekrümmten Instrumenten zur Cauterisation der Harnröhre war aber der elastische federnde Draht, der elastische Stahldraht, die Uhrfeder, die Stahlspirale, die Vaucansonsche Kette bereits längst bekannt und in Anwendung gezogen. Ambroise Paré hatte an seinem gezogenen Urethrotom, mit welchem er die Stricturen von hinten nach vorn ausschnitt, schon vor länger als 300 Jahren, im Anfang des 16. Jahrhunderts, ein silbernes elastisches Stilet, welches den schneidenden Theil am Vesicalende der Canüle trug und leicht vor- und rückwärts bewegte, Diaz hatte (am Ende des 16. Jahrhunderts) ein biegsames silbernes Stilet, das in der gekrümmten Canüle lief, zur Durchbohrung der Strictur von vorn nach hinten, Dzondi hatte an seinem gekrümmten Instrumente zur Durchbohrung der Harnröhrenverengerungen den elastischen Draht, M'Ghie hatte den federhart gemachten, sehr elastischen und biegsamen Stahldraht, Stafford die Stahlspirale, Martial-Dupierris die Kette à la Vaucanson, Leroy d'Etiolles die letztere sowohl als auch die Stahlspirale benutzt u. s. w., um den Schaft in der krummen Canüle leicht beweglich zu machen.

Ich glaube genug gesagt zu haben, um einem jeden unbefangenen Leser zu zeigen, dass nicht mechanische Schwierigkeiten es sein konnten, welche Ricord veranlassten, die Klinge an seinem gekrümmten Urethrotom an der bezeichneten Stelle, und nicht unmittelbar am Vesicalende, austreten zu lassen; vielmehr musste Ricord seine guten Gründe dazu gehabt haben, die Klinge gerade an der bezeichneten Stelle hervorspringen zu lassen, und dass diese Gründe sehr gewichtig, und welche es sind, das habe ich oben ebenfalls genügend bezeichnet.

Es geht hieraus hervor, dass eine Nothwendigkeit, Ricord's Instrument in der von Ivánchich geschehenen Weise zu verändern, keineswegs geboten ist noch jemals war.

Gesetzt aber auch, es wäre besser, die Klingen unmittelbar am Vesicalende des gekrümmten Urethrotoms vorspringen zu lassen, so war diese Einrichtung ja kein Gegenstand, der vielen Kopfzerbrechens bedurft hätte, wie ich bereits gezeigt habe; und selbst für Ivánchich musste es ein ganz Geringes sein, diese Einrichtung in's Werk zu setzen. Denn Ivánchich hatte an dem Schafte seines (d. h. Ricord's) geraden Urethrotoms bereits das federnde Vesicalende, d. h. ein plattes, federhart gehärtetes Stückchen Stahl, von ziemlicher Länge, wodurch der Klinge das Aufsteigen auf schiefer Fläche bei der Demaskirung ermöglicht wird. Ivánchich hatte diesem Stückchen feder-

[1]) Auch bei Montagna's Leitungssonde zum Steinschnitt ist bereits die Uhrfeder angewendet, um in der Krümmung der Canüle bis zu dem Vesicalende der letzteren leicht vor- und rückwärts gleiten zu können (siehe Blasius l. c. Taf. XXXVI. Fig. 45, 46); desgleichen der viereckige eiserne Schaft für den geraden Theil der Canüle. — Ausserdem war die Uhrfeder, als Schaft einer gekrümmten Canüle, auch in Reisinger's Unterbindungsapparat für die Mastdarmfistel (Blasius l. c. Taf. XXIX. Fig. 73 — 76 ff.) angewendet u. s. w.

harten Stahlblattes nur eine grössere Länge zu geben, und die Canülenhöhlung bis zum Vesicalende fortzuführen, so war sein Zweck erreicht.

Ivánchich hebt nicht ohne Betonung hervor, dass er seine wie Ricord's Instrumente genau beschrieben und abgebildet habe. Einen Umstand aber beschreibt Ivánchich nicht, obwohl er sonst eben nicht an laconischer Kürze leidet, den, dass das Vesicalende des Schaftes federhart und elastisch ist, an Ricord's, wie an seinem sogenannten eigenen Urethrotom. Ivánchich hebt es vielmehr als eine Vervollkommnung von höchster Wichtigkeit und weittragendster Bedeutung, als eine durch tiefstes vieljähriges Nachdenken erst erlangte Frucht seiner Studien hervor, dass er ein Stückchen Uhrfeder am Vesicalende des Schaftes anlöthen liess, um das schwierige Problem zu lösen, die Klinge am Vesicalende der gekrümmten Canüle hervorspringen zu lassen; ein Problem, welches von vielen Anderen längst gelöst war, und welches, drei Jahre vor dem Erscheinen des Ivánchich'schen Werkes, auch von Léon Rattier und Pétrequin beschrieben worden war, die dem Schafte ihrer Urethrotome am Vesicalende mittelst der Uhrfeder die elastische federnde Eigenschaft gegeben hatten, so dass derselbe am krummen Theile der Canüle leicht vor- und rückwärts glitt, und der am Vesicalende die schneidende Klinge (resp. die Klingen) trug, wie Ivánchich wohl wissen musste [1]).

[1]) Die Aufgabe, in dem gebogenen Theile eines gekrümmten männlichen Catheters oder einer beliebigen gekrümmten Canüle einen metallenen Schaft gleiten zu lassen, welcher sich ohne Schwierigkeit der Krümmung anschmiegte, war in der Chirurgie seit Jahrhunderten gelöst und eine ganz bekannte gewöhnliche Sache. Man hatte unter zahlreichen Mitteln die Auswahl, und zwar folgende:

1. Den biegsamen silbernen Schaft (Paré, Diaz u. A.);
2. den federharten Stahlschaft (Sonde à dard u. s. w.);
3. die elastische Silber- oder Kupferspirale, schon vor 200 Jahren von Solingen gebraucht, von Flurant, John Hunter u. A. an Cathetern und anderen Instrumenten angewendet;
4. die elastische Stahlspirale (in Leroy's Sonde évacuatrice und anderen Instrumenten gebraucht);
5. die Drehbogenspirale (von Leroy d'Etiolles schon 1825 an lithontriptischen Instrumenten gebraucht u. v. A.);
6. die Wiener Kette (von Leroy d'Etiolles au porte-caustiques gebraucht und abgebildet);
7. die Kette von Fabricius ab Aquapendente;
8. die Ollenroth'sche Kette;
9. die Jeffrays'sche Kette (seine Kettensäge), welche eine Nachbildung derjenigen des Fabricius ab Aquapendente ist.
10. die Uhrfeder (Desault, Bellocq und viele Andere);
11. die Vaucanson'sche Kette, solide (Martial-Dupierris, Leroy d'Etiolles);
12. die hohle Vaucanson'sche Kette (Tanchon, 1823, hohle Strecksonde für seine lithontriptischen Manöver).

Genaueres darüber in meiner „Geschichte der Urethrotomie." Betrachtet man aber nur gute Abbildungen der Sonde à dard aus dem vorigen Jahrhundert oder aus dem Anfange des jetzigen, z. B. die von Pierre Lassus, in seiner Médecine opératoire, Paris, an III. Tome I. Taf. III. Fig. 6, so wird man kaum

Ich müsste die Geduld der Leser missbrauchen, wollte ich hier nochmals ausführen, wie diese „schönste Frucht der vieljährigen Arbeiten“ Ivánchich's, wie derselbe die genannte Erfindung nennt, nicht allein von Anderen längst gepflückt worden war, sondern dass sie nicht einmal zu den besten gehört, dass sie vielmehr entschieden weniger gut ist, als Ivánchich solches darzustellen sich bemüht.

Ich habe oben angedeutet, dass die Stahlspirale Stafford's entschieden geeigneter und sicherer ist, um die Klinge am Vesicalende der gekrümmten Canüle hervorspringen zu lassen, als die platte Ivánchich-sche Uhrfeder. Ich will dieses hier jetzt genauer beweisen. Die Stahlspirale läuft in der hohlen Canüle so, dass sie beim Vorstossen des Schaftes unmöglich ausweichen kann, wenn sich dem Hervortreten der Klinge ein Hinderniss, wie z. B. eine zweite, hinter der ersten überschrittenen befindliche Strictur mit sehr resistenten Wänden von fibröser, callöser, resp. cartilaginöser Beschaffenheit oder nur eine krampfhafte Contraction der Harnröhre entgegensetzt. Denn die cylindrische Stahlspirale füllt die cylindrische Höhle der Canüle nahezu aus, kann also in ihr keine falsche Richtung annehmen. Dagegen läuft die Ivánchich'sche Uhrfeder in einer viereckigen Höhle der Canüle, welche sie nicht allein nicht ausfüllt, sondern in welcher sie einen bedeutenden überflüssigen Raum vorfindet. Wenn also der Schaft des Ivánchich'schen Instruments vorgestossen wird, und die Klinge findet in der Harnröhre ein Hinderniss, welches ihrer Demaskirung sich entgegenstellt, so wird die elastische Stahlfeder in der viereckigen Canülenhöhle sich leicht schräg stellen, eine falsche Richtung annehmen, sich dann festklemmen können und zur Fortsetzung der Operation das Instrument ganz unbrauchbar machen, ein Umstand, welcher bei dem Stafford'schen Instrumente absolut unmöglich ist.

Aus dem Gesagten geht also hervor, dass das Ivánchich'sche gekrümmte Urethrotom in allen seinen Theilen wesentlich dem gekrümmten lateral bladed Stilette Stafford's identisch ist, dass es aber da, wo es von demselben abweicht, entschieden im Nachtheile ist, dass ferner an dem gekrümmten Urethrotom Ivánchich's kein Stückchen nach einer Idee construirt ist, die auch nur von ferne als eine neue angesehen werden kann; dass alle seine Formen da, wo sie nicht die Stafford'schen ganz und gar unverändert sind, wie die Spiralfeder, die äussere Form der Canüle und der Klinge, Formen sind, die dem Ricord'schen, resp. dem Rattier'schen oder Pétrequin'schen Urethrotom angehören.

begreifen, wie heutzutage ein Chirurg sich noch durch die Prätension, durch die in der Canüle laufende Uhrfeder eine neue wichtige Erfindung gemacht zu haben, prostituiren kann. An der Sonde à dard tritt sogar auch die schneidende Spitze des Schaftes auf schiefer Fläche ansteigend aus dem etwas knopfförmig verdickten Vesicalende der Canüle aus.

Ich könnte nun diese Abhandlung schliessen, wäre es nicht von Wichtigkeit, auf die Methode, welche Ivánchich anwendet, um seine angeblichen Erfindungen und seine angeblichen eigenen Ansichten in Deutschland zur Anerkennung zu bringen, ein klareres Licht zu werfen. Ich führe dieses aus, indem ich Ivánchich auf einige mir gemachte Vorwürfe eine etwas ausführlichere Antwort gebe, als diess in meiner früheren „Erwiderung" geschehen ist.

Zuerst behauptet Ivánchich (1866 p. 8, s. oben in der ersten „Verwahrung"), ich hätte in meinem Aufsatze von 1853 seine, Ivánchich's, Ansichten wiedergegeben. Ivánchich wusste aber doch ganz gut, dass ich, fast ein Decennium vor dem Bekanntwerden seiner Ansichten durch seine Schrift von 1846, meine Meinung über die Vorzüge der inneren Urethrotomie bereits motivirt hatte, und zwar im Jahre 1838 in den Schmidt'schen Jahrbüchern anlässlich der kritischen Besprechung des Stafford'schen Werkes. Ivánchich wusste also, dass ich 1838 schon gesagt hatte, es sei besser, eine Strictur erst einzuschneiden und nachher zu erweitern, als solche einzureissen und nachher zu erweitern. Diess ist der Cardinalpunct, auf welchen sich die Superiorität der inneren Incision über alle anderen Heilmethoden der Harnröhrenstricturen stützt und ewig stützen wird. Ich war aber damals frei von der Anmassung, zu glauben, ich hätte etwas Neues gesagt; im Gegentheil, ich war mir bewusst, dem früher vor mir von Stafford u. A. Gesagten nur meine Beistimmung gegeben zu haben. In meinem Aufsatze von 1853 findet sich natürlich dieser Grundsatz wieder hervorgehoben. Es muss hiernach doch ganz ungereimt erscheinen, dass Ivánchich behauptet, ich reproducirte seine Ansichten, der ich die meinigen acht Jahre früher veröffentlichte. Abgesehen hiervon würde ich mich in grosser Verlegenheit befunden haben, Ivánchich'sche Ansichten zu reproduciren. Denn in allen seinen Schriften giebt Ivánchich nur Ansichten, Grundsätze, Ideen, welche von Anderen viel früher und meist viel besser ausgedrückt und veröffentlicht worden sind. Von seiner voluminösen Schrift über Steinzertrümmerung hat Ivánchich diess selbst mit klaren Worten in der Vorrede eingestanden. Dessen Schrift über die Harnröhrenverengerung aber besteht vorzugsweise nur aus bogenlangen Excerpten aus Civiale's, Ducamp's u. A. Schriften, und der grössten Mühe ungeachtet wird man darin nichts entdecken können, was als neu angesehen werden könnte, es müsste denn eine „höchste Vervollkommnung" am Urethrotom sein, von welcher ich noch demnächst sprechen will.

Dadurch nun, dass Ivánchich nicht dasjenige kennen zu lernen suchte, was bereits vor ihm geschehen war, von Anderen erdacht, erfunden, practisch ausgeführt und bekannt gemacht worden war, musste ihm das Geschick zu Theil werden, dass er manches von ihm Gefundene oder Gedachte für neu hielt, was es doch nicht war. Und durch den anderen, nicht minder bedeutenden Umstand, dass Ivánchich alles das von ihm Gedachte, Erfundene und practisch Ausgeführte für sein geistiges Eigenthum hielt, selbst wenn es vor ihm von Anderen längst in gleicher (und vielleicht besserer) Weise gedacht und gethan worden war, und dass Ivánchich Gedanken, Grundsätze, Ansichten u. s. w., die er selbst ausgesprochen oder veröffentlicht hatte, auch wenn sie vor ihm längst schon von Anderen ausgegangen waren, erst dadurch für entdeckt hielt, dass sie auch von ihm, Ivánchich, bekannt gemacht worden waren, indem also Ivánchich sich gerirt, als ob alle die von ihm mitgetheilten, aber längst von Anderen ausgesprochenen und bekannten Ideen nur dadurch die Weihe erhielten, dass sie von ihm, Ivánchich, auch ausgesprochen worden waren, — durch diese traurigen Umstände brachte sich Ivánchich in die traurige Lage, Dinge zu erfinden, die längst erfunden waren, Ansichten aufzustellen, als neu und von ihm ausgegangen, die längst bekannt waren, Instrumente zu erfinden, an denen er z. B. „das Problem vollkommenster Urethrotomie gelöst“ zu haben mit Emphase verkündete, während dieses Problem längst vor ihm schon gelöst war.

Ich gehe nun zu dem „logischen Stolperer“ über, den Ivánchich mir vorwirft, weil ich angab, Ivánchich habe Stafford's Erfindung usurpirt, ich wolle ihm damit aber nicht den Vorwurf eines Plagiats machen, indem ich selbstverständlich voraussetzte, Ivánchich habe das unwissentlich gethan. Ivánchich will von solchen unwissentlichen Plagiaten nichts wissen und hält die Idee eines solchen für einen Verstoss gegen die Logik, und will aus „der Spinalirritation dieser Logik“ keinen Nutzen ziehen (s. o.). Ivánchich führt nun die oben mitgetheilten Auszüge aus seiner Schrift (über die organische Verengerung der Harnröhre, 1846, p. 135, 136) an, worin er seine überaus loyale Gesinnung in Bezug auf die Achtung fremden Eigenthums u. dgl. vorführt; dagegen verschweigt Hr. Ivánchich, was er gleichzeitig dabei gesagt hatte (l. c. p. 135, 136); er sagte: „Eben so wissen wir es wahrlich nicht, ob jenen gekrümmten Urethrotom, den wir für den unsrigen halten und ausgeben, Jemand vor uns schon ersonnen hat. Wird also von uns ein Plagium begangen, so ist es jedenfalls ein *Plagium inscium* und auch *involuntarium*, welches wir im Falle der Noth dadurch sühnen zu können glauben, dass wir das Eigenthumsrecht Jedem, der sich mit geeigneten Documenten ausweisen sollte, augenblicklich ohne Widerrede zuzuerkennen bereit sind.“

Ein jeder Commentar hierzu ist überflüssig.

Manchem Leser wird der Ausdruck Ivánchich's: „Spinalirritation der Logik“ vielleicht eben so unverständlich sein wie mir. Die Cerebralirritation der Ivánchich'schen Logik geht aber hieraus, wie aus seiner ganzen „Verwahrung“ desto deutlicher hervor.

Ich gehe nun zu der von Ivánchich gegebenen Beschreibung der Stafford'schen Instrumente über, mittelst deren Ivánchich die Leser durchaus irre zu leiten versucht hat.

Ivánchich sagt (s. oben erste „Verwahrung“ und 1866, l. c. p. 13, 14), die Canülen an den Stafford'schen „lancetted Stilettes“ und selbst an dem „lateral bladed Stilette“ seien „an beiden Enden offene Röhren,“ oder „gerade“ resp. „gekrümmte an beiden Enden offene Catheter.« Diese Angabe ist durchaus falsch. Denn die sämmtlichen Instrumente Stafford's, welche zur Incision der Harnröhre von vorn nach hinten dienen, also der Urethral perforator und die lancetted Stilettes, haben ein abgerundetes und geschlossenes Vesicalende, das nur einen feinen Spalt zum Durchtritt der Messerklinge oder beider Messerklingen und des zwischen ihnen laufenden Leitungsdrahts besitzt. Stafford bildete sogar die Oberfläche des Vesicalendes, oder die Spitze seiner Canüle en face in seiner Schrift, pag. 58, Fig. 11, ab. Es sind aber nicht diese Instrumente, welche ich jemals mit den Ivánchich'schen in Parallele gestellt habe, weil sie von vorn nach hinten schneiden. Ivánchich aber stellt dem Leser die Sache so dar, als hätte ich diese Instrumente mit den sogenannten seinigen verglichen. Das ist nicht der Fall. Mit den Ivánchich'schen Instrumenten habe ich nur die lateral bladed Stilettes Stafford's verglichen und vergleichen können. Das Vesicalende dieser lateral bladed Stilettes ist aber durchaus geschlossen und abgerundet, und besitzt auch den feinen eben bezeichneten Spalt nicht, den die Canülen für die double lancetted Stilettes und den Urethral perforator darbieten, sondern das Vesicalende dieser Canüle ist genau so beschaffen, wie das Vesicalende an Ivánchich's Urethrotom.

Dieselbe Verwirrung, die Ivánchich in Betreff des Vesicalendes der lancetted Stilettes und der lateral bladed Stilettes bei den Lesern herbeizuführen versucht hat, will derselbe auch über das Vesicalende der »lateral bladed Stilettes« Stafford's in Betreff des Manövers mit ihnen hervorrufen, indem er sagt (p. 17, 1866), dass sie auf dem Leitungsdrahte von vorn nach rückwärts wirkten (»und ich glaube mich nicht zu irren, dass Aehnliches — wie bei dem double lancetted Stilette — auch beim lateral bladed Stilette stattfindet«). Bereits 1838 hatte ich dargelegt, dass die lateral bladed Stilettes die Strictur erst passiren, dann dieselbe von hinten nach vorn durchschneiden. Im Jahre 1853 (l. c.) hatte ich die eigenen Worte Stafford's angeführt, und ein Blick auf Stafford's Abbildungen genügt, um zu zeigen, dass mit dem lateral bladed Stilette unmöglich von vorn nach rückwärts incindirt werden kann, sondern nur von hinten nach vorn. Da Ivánchich die Abbildungen Stafford's kannte und eben so die Beschreibung des Manövers mit denselben und die Art ihrer Wirkung (was er nicht leugnen kann, da er Stafford's Werk kennt und meine Aufsätze kritisirt, also genau gelesen haben muss) — so kann ich nur annehmen, dass Ivánchich wider besseres Wissen eine solche falsche Behauptung über die Wirkung der Stafford'schen lateral bladed Stilettes aufstellt, um die Leser, welchen ja das englische Original in der Regel unbekannt ist, und die meine Mittheilungen nicht bei der Hand haben, irre zu führen und ihnen die falsche Meinung beizubringen, dass die lateral bladed Stilettes Stafford's von vorn nach hinten wirken. Ich spreche diesen schweren Vorwurf gegen Ivánchich aus, wohl wissend, dass nur eine Alternative für Ivánchich bleibt:

entweder einzugestehen, dass er gedankenlos geschrieben oder wider besseres Wissen geurtheilt habe.

Um nicht die Reihenfolge der von Ivánchich gemachten Einwürfe zu ändern, so habe ich über das Urtheil, welches Ivánchich in Betreff meines neuen Urethrotoms gefällt hat, zu dem, was ich früher gesagt, kaum etwas hinzuzufügen. Da Ivánchich grundsätzlich die Incision von vorn nach hinten verwirft und solche, da er sie nie ausgeübt hat, nicht genügend kennt, so kann ich ihm kein Urtheil weder über die Methode, noch über mein Urethrotom von 1853 zugestehen. Die Wirksamkeit meiner Urethrotome beginnt, wo die von hinten nach vorn schneidenden Urethrotome im Stiche lassen, wo deren Unbrauchbarkeit declarirt ist, d. h. bei allen solchen Stricturen, welche das dünnste von hinten nach vorn schneidende Urethrotom nicht mehr durchlassen, durch welche jedoch ein fadenförmiges Bougie noch hindurchgeführt werden kann, also in den eigentlich schwierigen Fällen. Denn alle diejenigen Fälle, in denen ein Instrument von 2 Millimeter Dicke — und das sind die dünnsten Urethrotome, mit denen man ohne zu augenscheinliche Gefahr operiren darf — noch durch die Strictur und über sie hinaus eingeführt werden kann, gehören nicht zu den schwierigen. Ivánchich war der Ansicht, dass mein Instrument ein unbrauchbares sei, d. h. er bezeichnete es als „Mondkalb“ und „Crepundium,“ mit dem nur ein „Sonntagskind“ operiren würde. Die Erfahrung hat aber gezeigt, dass die Annahme Ivánchich's keine gegründete war, noch ist. Denn mit meinem Urethrotom sind in gar manchen Fällen, in denen kein von hinten nach vorn schneidendes Urethrotom anwendbar war, glückliche Erfolge erlangt worden, wie ich solches in Göschen's „Deutscher Klinik“ zu wiederholten Malen mitgetheilt habe. Mehr aber als meine eigene Erfahrung spricht für mein Urethrotom die Erfahrung Thompson's in London, welchen man unbestreitbar als die grösste jetzt lebende wissenschaftliche und practische Autorität in urologicis anerkennen muss [1]). Thompson gebraucht ein Instrument, welches dem meinigen in allen seinen wesentlichen Theilen identisch ist, und welches er p. 238 seiner Schrift abbildet, und von welchem auch Lippert (l. c. 1859, p. 150) sagt, dass es dem meinigen analog sei. Thompson durchschneidet hiermit alle im beweglichen Theile der Harnröhre befindlichen Stricturen von vorn nach hinten. Thompson spricht nicht von meinem Instru-

[1]) Wenn ich hier für den weniger kundigen Leser einige erläuternde Worte beifüge, so mögen mich die Kundigen entschuldigen. Thompson's Schrift: „The Pathology and Treatment of Stricture of the Urethra etc. London 1858. 2. edition“ nimmt unstreitig den ersten Platz unter allen bisherigen Leistungen in diesem Capitel ein, und zwar durch die ausgebreitetsten anatomischen, pathologischen und practisch gediegensten Untersuchungen über diesen Gegenstand, wie ich solches in meiner demnächst erscheinenden „Geschichte der inneren Urethrotomie“ genauer darlegen werde. Thompson nimmt aber auch als Practiker in urologicis den ersten Platz unter den Lebenden ein, und zwar nicht blos in der Behandlung der Harnröhrenstricturen, sondern auch in der Lithotritie.

ment und kennt dasselbe sicherlich nicht. Darauf kommt es aber hier nicht an.

Gehen wir zu einem anderen Vorwurf über, welchen Ivánchich mir macht, um Stafford's Leistungen in den Schatten zu stellen, nämlich zu demjenigen, dass ich Stafford selbst getadelt, ihm „Selbstgenügsamkeit" vorgeworfen, und gesagt, dass seine Krankengeschichten weniger der Wissenschaft als der Patienten wegen geschrieben worden seien. Ich kann hierauf nur erwidern, dass ich mich zu einem unbedingten Lobe Stafford's niemals verpflichtet hatte, und dass mein Tadel allem dem grossen Lobe, welches ich übrigens Stafford geben musste, gewiss keinen Abbruch thun kann. Bekanntlich war Baco de Verulam einer der grössten Philosophen und Naturforscher, welche jemals gelebt haben. Diesem Satze wird auch nicht der mindeste Abbruch gethan durch die anderweite Eigenschaft Baco's, dass er kein braver ehrenwerther Mensch war, denn er starb bekanntlich wegen gemeiner Verbrechen im Kerker. Ich behaupte auch noch heute, dass einige von Stafford's Krankengeschichten durchaus nichts enthalten als: N. N. litt an einer Strictur, die Durchschneidung wurde gemacht und der Kranke ward geheilt. Solche Mittheilungen involviren nichts, was wissenschaftlich genannt werden kann und bleiben besser ganz weg. Stafford hatte sehr Unrecht, diese Krankengeschichten nicht ausführlicher und für die Wissenschaft erspriesslicher mitzutheilen. Auch hätte Stafford gewiss der rascheren Ausbreitung seiner Methode mehr Vorschub geleistet, wenn er später die Geschichte der vielen von ihm ausgeführten Urethrotomien veröffentlicht hätte; dass aber Ivánchich mir aus dem Gesagten einen Vorwurf gemacht hat, ist um so weniger begreiflich, als einestheils gar viele seiner „fortgesetzten Rechenschaftsberichte" über Steinzertrümmerung in die gleiche Categorie gehören, welche ich für die getadelten Stafford'schen Krankengeschichten angenommen hatte, anderntheils aber und hauptsächlich deshalb unbegreiflich, weil Ivánchich demjenigen Manne, welchen er als die „grösste moderne Autorität in Krankheiten der Harnwerkzeuge" (Ivánchich, 1846, l. c. p. 92, 93 u. a. a. O.) bezeichnet, Civiale nämlich, Dinge nachsagt, die zu dem Schlimmsten gehören, was man von einem Manne sagen kann.

Hören wir also, was Ivánchich Alles von Civiale, seinem Lehrer und Meister, und einem Manne, dem Ivánchich gastfreundliche Aufnahme zu verdanken hatte, sagt: Zuerst führt Ivánchich (1846, l. c. p. 95) an, dass Civiale über die Incision ein „übertriebenes und ungerechtes Urtheil" gefällt habe. Dann fährt Ivánchich fort, indem er sagt, dass Civiale bei der Kritik der Incision „damit anfängt, die Incision für eine hasardirte Methode zu erklären, bevor er sie noch am Lebenden versucht hat" (Ivánchich, l. c. 1846, p. 107), dass Civiale's Schilderung der Gefahren der Incision „eine Uebertreibung" sei (l. c. ibid.), dass ferner Civiale „das vergisst, was er zwei Blätter früher geschrieben" (p. 109); dass Civiale erst die Incision gelobt, dann ihr das outrirteste Sündenregister vorgelesen" habe (Ivánchich l. c. 1846, p. 109); dass Civiale Andere zu täuschen suche, ihnen was „aufbinde." Ivánchich sagt: „Glaubt Civiale die wissenschaftliche Welt wirklich so sehr ignorant, ihr durch seine Aeusserung den Glauben aufbinden zu können, dass die scarificirten Kranken bei einer Harnröhre, die ohne Schwierigkeit eine Sonde von grossem Caliber durchliess, in Folge der Scarification nicht uriniren konnten?" (l. c. p. 109.) Kann Ivánchich wohl einen ärgeren Vorwurf für seinen Abgott haben, als dass letzterer die wissenschaftliche Welt mystificire?

Ivánchich sagt sogar, dass Civiale gegen besseres Wissen und gegen den gesunden Menschenverstand Behauptungen aufstelle, indem er fortfährt (l. c. p. 109, 110):

„— aber ich gestehe, dass ich nicht begreife, wie dadurch die Kranken, deren Canal noch eine Sonde von grossem Caliber durchliess, nicht uriniren (nach der Incision) konnten, wenn nicht entweder Hypertrophie, namentlich des mittleren Lappens der Prostata, oder Geschwülste am Blasenhalse, Lähmung der Blase etc. gleichzeitig vorhanden waren, die doch kein verständiger Chirurg für Folgen der Incision ansehen kann, nachdem er sehr gut weiss, dass eine winzige Incision in der Harnröhre unmöglich eine so miraculös verschiedene Wirkung vor welch' immer anderer an einem anderen Orte gemachten Incision haben kann, was doch auch ein Civiale!! behauptet."

Ferner sagt Ivánchich, l. c. p. 110, von Civiale's Angaben über die Folgen der Incision:

„Beiläufig gesagt ist diess aber eine lächerliche und durch nichts motivirte Behauptung, und wir müssen urtheilen, Civiale wollte durch die Läsionen der Saamengänge und der Testikel und den nachfolgenden Verlust der Geschlechtsfähigkeiten hauptsächlich die Kranken von der Incision abschrecken, auxquels les testicules et l'exercice des fonctions sexuelles (et avec raison) est si cher — denn von den Aerzten wird ihm sicher Niemand glauben [1]). Wahrhaftig, wir bedauern, dass wir einen so grossen Mann wie Civiale, von dem wir so viel gelernt, und dem wir eine so unverdient freundschaftliche und ritterliche Aufnahme selbst bei unserem vorjährigen Aufenthalte in Paris verdanken, mit Ironie bekämpfen müssen! Aber, sind wir daran Schuld? Warum gefällt sich Civiale in der Schriftstellerei in so argen Uebertreibungen. Wahrlich, wenn wir Civiale wären, wir schrieben nicht wie er, und setzten nicht, neben goldene Worte, Worte aus Wind" u. s. w.

Mögen diese Mittheilungen, die sich aber leicht vermehren liessen, genügen, um zu zeigen, dass gewiss Niemand weniger als Ivánchich Ursache hat, Anderen einen Vorwurf darüber zu machen, dass nicht ein absolutes Lob über eine oder die andere Leistung ausgesprochen wird.

[1]) Ivánchich vergisst sich so weit, dass er den Leser glauben machen möchte, Civiale hätte sich an das grosse Publicum gewandt, eine populärmedicinische Schrift geschrieben.

Ich wende mich nun zu derjenigen Vervollkommnung des Urethrotoms, auf welche Ivánchich, so viel mir bekannt, einen unbestrittenen Anspruch macht. Ivánchich giebt nämlich (1846. l. c. p. 131, Note) noch Folgendes: „Als letzte und höchste Vervollkommnung unserer federnden Urethrotome möge diejenige angesehen werden, welche man in Fig. 24 abgebildet sieht. Diese ist nämlich ein Gradensteller, *a, b,* der das Hervortreten der Messerklinge nach drei Graden regelt und bestimmt. Durch diese Vorrichtung kann man der zu machenden Incision jede (?) beliebige Tiefe in vorhinein genau bestimmen und hat nicht Noth, während der Incision sich mit Festhalten des Schaftes zu beschäftigen, wie diess bei unserem einfach federnden Urethrotom nöthig ist, und was einem geübten Operateur wohl wenig, einem wenig geübten hingegen doch immer etwas beschwerlich ist. Geschieht mit dem mit einem Gradensteller versehenen Instrumente die Incision, so schiebt der Chirurg, nachdem er mit dem Instrumente durch die Verengerung gedrungen ist, den Schaft, der immer durch den Steller fixirt wird, nach Gutachten, bald bis zum ersten, bald zweiten, bald dritten Grade vor, zieht das Instrument an sich, und wenn die Verengerung durchschnitten ist, drückt er mit einem Finger an den Gradensteller, biegt etwas die Festhaltefeder (*b*), wodurch der Steller (*a*) gehoben, und nun schon die Expansion der Spiralfeder die Messerklinge in die Rinne blitzschnell versteckt, wonach der Urethrotom, ohne den gesunden vorderen Theil der Harnröhre zu verletzen, ausgezogen werden kann."

Was nun diese „letzte und höchste Vervollkommnung" Ivánchich's an seinem Urethrotom betrifft, nämlich die Hinzufügung seines „Gradenstellers", so hat es Ivánchich für gut befunden, die Beschreibung und Abbildung seiner „höchsten Vervollkommnung" dergestalt zu geben, dass es gänzlich unbegreiflich ist, wie das winzige Stückchen Stahlbügel, „Festhaltefeder" genannt, und das kleine Bälkchen unter derselben, „Steller" genannt, die von Ivánchich von ihnen so hochgepriesene Wirkung haben können. Wir haben im Vorausgehenden gesehen, dass Ivánchich in der Beschreibung der Instrumente und Encheiresen eine mehr als scrupulöse, eine übertriebene Genauigkeit bis in die kleinsten und sogar selbstverständlichen Details an den Tag gelegt hat. Um so unbegreiflicher ist es daher, dass er bei dieser seiner bedeutenden Erfindung, welche er als die „höchste und letzte Vervollkommnung" bezeichnet, eine solche Kürze, die eine vollständige Unverständlichkeit bedingt, gewahrt hat. Es ist nicht mein Amt, die Gründe genauer zu prüfen, weshalb Ivánchich etwas gethan oder unterlassen hat. Ich halte mich, als Kritiker, nur an das von Ivánchich Geleistete, an das von ihm Gesagte und bekannt Gemachte. Und da muss ich denn behaupten, dass der von Ivánchich als „Gradensteller" uns als "höchste Vervollkommnung" angepriesene Mechanismus seiner Urethrotome, soweit seine Beschreibung gestattet, unverständlich, oder, um mich eines Ivánchich'schen Lieblings-Ausspruches zu bedienen, „ein mit sieben Siegeln verschlossenes Buch" ist. So hart auch dieser Ausspruch klingen mag, so wird ein Jeder, der sich die Sache genauer betrachtet, mit mir übereinstimmen, dass der von Ivánchich beschriebene und abgebildete „Gradensteller“ — ohne Veränderungen an der Canüle oder am Schafte des Instruments, oder an beiden, von denen aber Ivánchich kein Wort spricht — unmöglich im Stande ist, das zu leisten, was Ivánchich von ihm rühmt. Man würde vielleicht durch gewisse Veränderungen, z. B. Einkerbungen am Schafte des Urethrotoms u. s. w., in welche der Bügel des „Gradenstellers“ vor der Operation eingesteckt würde, das Hervortreten der Klinge in gewisser Weise regeln können. Dennoch aber würde ein solcher Mechanismus sehr unsicher sein.

Ich füge hinzu, dieser Mechanismus, selbst wenn er einfach, leicht und sicher wäre, würde ein ganz nutzloser sein. Denn es ist ganz einerlei, ob die ovale Klinge bei der Incision mit den Stafford'schen, resp. Ricord's resp. Ivánchich's Instrumenten mehr oder minder hervortritt, und es kann nur als eine Kleinlichkeit bezeichnet werden, ihr Hervortreten noch beschränken zu wollen, da selbst ihr stärkstes Vorspringen noch keine Verletzungen erzeugen kann, die über den zu wünschenden Grad hinausgehen.

Ich sage aber auch noch: der Ivánchich'sche „Gradensteller“ ist ein schädliches Ding am Urethrotom, weil er bei der Operation hinderlich ist. Man denke sich den „Gradensteller“ angebracht; muss man nicht bei jeder unvorhergesehenen Bewegung mit dem Instrumente, bei jedem zufälligen leichten Stosse oder einer nur leichten unvorhergesehenen Berührung desselben fürchten, dass er losgeht, abfällt, da schon ein leichter Fingerdruck auf die Feder desselben genügen soll, um ihn unwirksam zu machen? Muss nicht dadurch, dass der Operateur, während des Manövers mit dem Instrument, auch noch seine Aufmerksamkeit auf den „Gradensteller“ richten, dessen Dérangement verhüten, seine Aufmerksamkeit also theilen muss, — die Operation erschwert und complicirter werden, als ohne den „Gradensteller“?

Ich glaube genug gesagt zu haben, um dem Leser zu zeigen, dass diese „höchste Vervollkommnung“ Ivánchich's nichts anderes sein kann, als der Ausfluss seines unbezähmten „Pruritus“, neue Erfindungen zu machen, durch den veranlasst er

„mit gier'ger Hand nach Schätzen gräbt;
und froh ist, wenn er Regenwürmer findet.“

In allen seinen späteren Mittheilungen über abermalige Vervollkommnungen, welche, wie sich von selbst versteht, noch über die „letzte und höchste Vervollkommnung“ hinausgehen, bleibt Ivánchich von der ersten „höchsten und letzten Vervollkommnung“ — ich meine den „Gradensteller“ — mäuschenstill. Ivánchich hält wahrscheinlich den Zeitpunct nicht für opportun, um davon zu reden, denn an seinem „neuen“ und „vollkommensten“ Urethrotom vom Jahre 1855 (Wiener med. Wochenschr. No. 17, 18. 1855 und urolog. Abhandlungen 1866, p. 34—40) ist der Stafford'sche Cursor am Schafte zur Regelung des Hervortretens der Klinge von Ivánchich angebracht, abgebildet und beschrieben worden. In jedem Falle hoffe ich, dass diese meine Mittheilungen dem Hrn. v. Ivánchich es in's Gedächtniss zurückrufen sollen, dass er der civilisirten Welt noch eine grosse Schuld abzutragen hat, die scrupulöse Beschreibung seines „Gradenstellers" an seinem „vollkommensten" Urethrotom.

Wenden wir uns nun endlich zu demjenigen Puncte, welchen ich am liebsten unberührt gelassen hätte, den ich aber trotz inneren Widerstrebens besprechen muss, weil Ivánchich bisher in einer Weise über seine Erfindungen geredet hat, die alle schuldige Rücksicht auf seine Vorgänger aus den Augen setzt, und welche die Geschichte der Urethrotomie in keiner Weise unbesprochen lassen darf.

Ivánchich sagt p. 122: „Man würde sich .... sehr täuschen, wenn man erwartete, von uns eine chronologische Aufzählung und Beschreibung aller ab incunabulis urethrotomiae bis auf den heutigen Tag angegebenen Urethrotome angeführt zu sehen — wir sind unserer Verhältnisse wegen gezwungen auf diesen Ruhm und diese Ehre zu verzichten und können nichts anderes thun, als jene Urethrotome angeben, welche den unsrigen zum Modell gedient, so wie die unsrigen, mit der vielleicht nicht ganz bescheidenen Erklärung, dass wir den Vergleich derselben mit was immer für anderen, bis jetzt bekannten nicht scheuen, und dass wir das Problem vollkommenster Urethrotome gelöst glauben."

„Es war nie unsere Gewohnheit, und wird es niemals werden, uns mit fremden Federn zu schmücken; allein so gewissenhaft wir fremdes Eigenthum achten, so eifersüchtig sind wir auf das eigene, sei dessen Werth auch noch so geringe. Diess glauben wir voranschicken zu müssen, bevor wir feierlich erklären, dass die Idee unserer geraden Urethrotome auch unseres Wissens nicht uns angehört, obgleich wir dieselben etwas vervollkommnet zu haben glauben; dass hingegen die gekrümmten beinahe ganz uns angehören. Wenigstens differiren sie von demjenigen, welches uns einigermaassen zum Modell gedient, wesentlich, nicht minder auch von denen eines Guillon, Léon Rattier, Reybard und Pétrequin, deren Kenntniss uns viel später zugekommen ist, als wir unsere gekrümmten Urethrotome nicht nur ersonnen, sondern schon lange früher und häufig an Lebenden angewendet haben."

Ivánchich bedauert zugleich, im Jahre 1846, wo seine Schrift erschien (die Vorrede ist vom 5. April 1845 datirt), dass er „die letzten Jahre" nicht in Frankreich und Paris war (s. o. p. 106), und dass er deshalb nicht ein Mehreres über Urethrotome und Urethrotomie erfahren habe. Er sagt: „Zweifelsohne würden wir über sie mehr erfahren haben, wenn wir uns die letzten Jahre in Frankreich und namentlich in Paris aufgehalten hätten, wo weit mehr in dieser Methode geschehen zu sein scheint, als wir anführen; aber — nachdem diess der Fall nicht war, konnten wir ihre successive Entwickelung nicht genau verfolgen und davon nicht mehr profitiren, sondern waren in unseren Arbeiten gewissermaassen auf unsere alleinigen geringen Verstandeskräfte beschränkt."

Man würde also Ivánchich wohl theilweise entschuldigen können, wenn er Anderer Erfindungen unwissentlich für eigne ausgiebt. Ivánchich macht diese Entschuldigung aber selbst unmöglich.

Nachdem also Ivánchich gesagt, er sei in den letzten Jahren nicht in Frankreich gewesen, rühmt Ivánchich p. 110 seiner nämlichen Schrift die freundliche und ritterliche Aufnahme, welche er ein Jahr zuvor („bei unserem vorjährigen Aufenthalte in Paris") bei Civiale gefunden hatte.

Und p. 134 der nämlichen Schrift erzählt Ivánchich: „Bei meiner letzten Anwesenheit in Paris *im Februar und März* 1844 zeigte mir Hr. Leroy d'Etiolles einen Urethrotom, dessen Erwähnung ich für Pflicht halte. Er bestand gleichfalls aus Canüle und Schaft. Die Canüle hatte aber nahe an ihrem Urethral- (? soll wohl heissen Vesical-) Ende einen Einschnitt, der durch einen stumpfen Theil des Schaftes ganz ausgefüllt war, wenn der Schaft bis am Ende der Canüle stak; zog man jedoch den Schaft einige Linien zurück, so trat in den Ausschnitt der Canüle ein bisher in derselben verborgener klingenartiger, schneidender Theil, wodurch natürlich der Urethrotom beim Durchziehen durch einen engen Canal zur Incision tauglich wird, aber zu einer Incision, die den eigentlichen Dickedurchmesser des Instruments nicht überschreiten kann." Und Hr. Ivánchich datirte die Vorrede seiner Schrift vom April 1845!

Wir sehen uns hier einer zwingenden Logik von Thatsachen gegenüber, welche jede weitere Kritik überflüssig, jeden Commentar verstummen macht!

Nicht anders steht es mit Ivánchich's anderweitigen Angaben über die Dauer seiner Erfahrungen.

Ivánchich sagt nämlich selbst, dass seine Beschäftigung mit Incision von Stricturen erst seit 1841 datirt. Denn im Jahre 1846, resp. 1845, schrieb er in seinem citirten Opus, p. 106: „Was wir bisher von der Incision pro et contra angeführt, ist so ziemlich das Wesentlichste von Dem, was uns über sie theils vor unseren Beschäftigungen mit ihr, theils während derselben (was, beiläufig gesagt, schon *fünf* Jahre dauert) allmälig zur Kenntniss gekommen." Auf S. 135 seiner Schrift (1846 l. c.) versichert er aber auf Ehre, dass er schon im Jahre 1839 sich damit beschäftigt und damals schon seine Urethrotome ersonnen habe, bevor ihm die Kenntniss anderer zugekommen sei.

„Wir sind, wie wir schon gestanden, unvermögend, die Aufzählung aller bis jetzt erfundener gekrümmter Urethrotome zu machen — im Anfange unseres Capitels über die Incision haben wir mehrere angegeben, deren Kenntniss, wie wir *auf Ehre* versichern können, uns viel später zugekommen ist, als wir die unsrigen ersonnen haben, deren Ersinnung und von uns schon geschehene Application an Lebenden bis zum Jahre 1839 hinaufreicht."

Und doch sagte Ivánchich p. 125, dass er erst 1839 durch Charrière den Ricord'schen Urethrotom erhielt, den er „zum Modell" des seinigen genommen hatte.

Endlich sagt Ivánchich in der Vorrede seiner Schrift (1846, l. c. p. VI): „Wir übergeben in vorliegender Schrift das Ergebniss unserer mehr als *eilfjährigen* Forschungen und Erfahrungen über die organischen Verengerungen der Harnröhre." Also eilf Jahre aus fünf; nicht viel besser als die bekannten „Eilf steifleinenen Kerle aus zweien."

Hiernach will Ivánchich den Leser zu dem Glauben veranlassen, als habe Ivánchich sich schon seit 1835, oder wenn wir das Datum, mit welchem Ivánchich die Vorrede seiner Schrift unterzeichnet, April 1845, annehmen, — als habe sich Ivánchich schon vor dem Jahre 1834 mit Heilung der Harnröhrenstricturen beschäftigt. Nun hat aber Ivánchich erst im Jahre 1836, wie ich als Augenzeuge versichern kann, auf den urologischen Schulbänken gesessen, d. h. die Vorlesungen resp. Kliniken Civiale's, Amussat's u. A. in Paris besucht, und Ivánchich's damalige Studien über Harnröhren-Verengerungen waren wohl über die Lectüre des betreffenden Capitels in einem oder dem anderen Compendium kaum hinausgegangen [1]).

Wie kann Ivánchich danach Anspruch darauf machen, dass man seinen Versicherungen „auf Ehre und Gewissen" (1846, l. c. p. 117) oder „auf Ehre" allein, ohne Gewissen, Glauben beimesse? Ivánchich hätte also besser gethan, seine Ehre gänzlich aus dem Spiel zu lassen, da sie offenbar mit seiner Chirurgie in eben so bedenkliche Conflicte gekommen ist, als diejenige Falstaff's, die sich bekanntlich auch nicht auf die Chirurgie verstand.

Ausser den im Vorstehenden besprochenen Eigenthümlichkeiten entfaltet Ivánchich das übertriebenste, rücksichtloseste Selbstlob, gepaart mit Ignorirung oder Verkleinerung fremder Leistungen. Ich glaube nicht zu irren, wenn ich behaupte, dass es schwer fallen dürfte, in irgend einer Schrift der deutschen medicinischen Literatur eine solche Masse von Selbstlob und Ruhmredigkeit, der prahlerischsten Selbstüberschätzung mit den hochtrabendsten und dabei meist hohlen Phrasen ausgebreitet zu finden, als in Ivánchich's Schriften und vorzugsweise in derjenigen über die Harnröhrenverengerungen. Einige kleine Proben davon geben Ivánchich's eigene Worte, die der Leser im Verlaufe dieses Aufsatzes mitgetheilt findet. Die ganze Vorrede zu seinen „Gemischten urologischen Abhandlungen 1866" ist ein sprechender Beweis des eben Gesagten, und es liesse sich eine voluminöse Anthologie dieser

[1]) Dass ich mich hier nicht irre, geht aus Ivánchich's eigenem Geständniss hervor. Er sagt, dass er „seine ersten Kenntnisse in der Urologie dem Hrn. Civiale verdanke" (Wiener med. Wochenschr. 1862, No. 48; Urologische Abhandlungen 1866, p. 141). Im Jahre 1862 sprach aber Ivánchich, l. c., von „einer *bald* dreissigjährigen Bekanntschaft" mit Civiale; sie würde 1866 also die dreissigjährige Volljährigkeit erlangen.

Ivánchich'schen characteristischen Eigenschaft zusammenstellen, wenn nicht das wissenschaftliche Publicum damit verschont bleiben müsste.

Ivánchich schrieb 1846, l. c. p. 117: „Wir haben im Zeitraume von fünf Jahren mehr als fünfzig Verengerungen inscindirt.“ Nehmen wir an, es seien 54 oder 55 gewesen, so kamen auf ein Jahr zehn Incisionen circa. Ob für einen Specialisten in urologicis, in einer Weltstadt wie Wien ist, diese Zahl eine bedeutende genannt werden kann, welche den betreffenden Chirurgen befähigt, sich als erste Autorität dieses Faches zu proclamiren, muss ich um so eher verneinen, als hier von der retrograden Incision die Rede ist, welche nur bei den leichteren Fällen von Stricturen anwendbar ist, in denen der Urethrotom noch durch die Strictur hindurchgeführt werden kann.

Im Jahre 1862 (Wiener med. Wochenschrift 1862; Urolog. Abhandlungen 1866, p. 124) sprach Ivánchich von 300 Fällen von innerer Incision, unter denen sich 3 Todesfälle befanden, deren letzterer ihn auf die Incision eine Zeit lang (wie lange?) verzichten liess. Nach der Zeit aber ging Ivánchich wieder zu ihr über, und er sprach (Wiener Wochenschrift 1862, l. c., und Gemischte urologische Abhandlungen 1866, p. 129) von „seither mehr als hundert Mal in Anwendung gezogener“ innerer Incision. Diess giebt also eine Summe von mehr als 400 Operationen dieser Art in 23 Jahren; und rechnet man die letzten vier Jahre hinzu, so addiren sich die Ivánchich'schen Operationen — in gleichem Maassstabe berechnet — wohl auf mehr als 800 innere Urethrotomien in einem Zeitraume von 27 Jahren. Das wäre eine erkleckliche Anzahl, die — in wissenschaftlicher Beziehung wohl benutzt — allerdings dem betreffenden Operateur ein Wort von gewichtigster Wirkung gestatten müsste. Ivánchich hat durch sein bisheriges Thun und Treiben gezeigt, dass er sein sogenanntes Licht nicht gerade unter den Scheffel zu stellen gewohnt ist, und wir dürften also wohl noch den acht Centurien Ivánchich'scher Operationsgeschichten entgegen sehen. Was wir dabei von der Wahrhaftigkeit Ivánchich's zu halten haben, das geht aus den vorausgegangenen Thatsachen so deutlich hervor, dass wir bei der Lectüre und Beurtheilung der erwähnten Operations-Centurien die genügendste Vorbereitung haben.

So gerne ich daher auch wiederholt anerkennen möchte, dass Ivánchich als Practiker in der Lithotriptie und vielleicht auch in der Urethrotomie all' dasjenige Lob verdienen mag, welches er sich selbst an vielen Stellen seiner Schriften in der ihm eigenen Weise ertheilt, so gerne ich ferner anerkennen möchte, dass ein Practiker, der mit solchem Glück, wie Ivánchich das in seinen Kranken- und Operationsgeschichten entfaltet hat, der leidenden Menschheit dient, schon allein hierdurch sein Leben gewisslich gut ausfüllen und Achtung und Anerkennung verdienen würde, so kann ich doch nur um so tiefer bedauern, dass sein Auftreten und Wirken in mehrerwähnter anderer Hinsicht ein nichts weniger als zu rechtfertigendes ist.

Ich schliesse diese Abhandlung in der Erwartung, dass es mir gelungen sein möge, die lautere Wahrheit klar dahingestellt und sie von dem dunklen Nebel befreit zu haben, in welchen sie von einer unbegründeten Anmaassung auf das dichteste eingehüllt zu werden bedroht war; ich hoffe fernerhin, dem Heros der Urethrotomie, dem Engländer Stafford — der nunmehr todt ist, und der auch während seines Lebens wohl nicht Gelegenheit hatte, die Räuber seines geistigen Eigenthums in Deutschland kennen zu lernen, noch sich dagegen zu vertheidigen — sein wohlverdientes Recht zu bewahren. Ich hoffe endlich, dass es mir gelungen sei, das Gebäude der Geschichte der Urethrotomie vor einem unhaltbaren Material geschützt zu haben, das seiner Solidität entschiedenen Eintrag thut.

Erklärung der Abbildungen.

Fig. 1. Stafford's gerader Urethrotom, ohne Springfeder, natürliche Grösse. Canüle, *ab*; Klinge, *e*; kleiner Spalt der Canüle, *fg*, für den Zapfen des Schaftes, *n*; Ring zur Aufnahme des Daumens, *h*; Cursor, *l*; Knopf am Extraurethralende des Schaftes, *m*.

Fig. 1*. Längsdurchschnitt durch das Vesicalende des Urethrotoms, um den Gang der Klinge auf der schief ansteigenden Fläche der Canüle zu zeigen. *ab*, Canüle; *c*, Schaft, Vesicalende; *q*, ein Stückchen federharten Stahls, welches die Klinge, *e*, mit dem Vesicalende des Schaftes, *c*, verbindet; *tt'*, die schiefe Ebene der Canülenhöhle, auf welcher die Klinge, beim Vorschieben des Schaftes, ansteigen muss.

Fig. 2. Schaft des Urethrotoms, *cd*; *e*, Klinge; *k*, Schraubengang, für den Cursor, *l*; *m*, Knopf am Extraurethralende; *n*, Zapfen zur Verhütung der Seitenbewegung; *q*, federndes Stahlplättchen zur Verbindung der Klinge mit dem Vesicalende des Schaftes.

Fig. 3. Stafford's gerader Urethrotom mit der Springfeder; das Instrument ist geschlossen. *ab*, Canüle, in welcher man den Längsspalt, ihrer ganzen Länge nach sich erstreckend, gewahrt, in dem sich die Klinge bewegt; *ii*, Gehäuse für die Springfeder; *k*, Schraubengang am Schafte, für den Cursor, *l*; *m*, Knopf am Extraurethralende des Schaftes.

Fig. 4. Schaft des geraden Stafford'schen Urethrotoms mit der Springfeder. *cd*, der Schaft, mittlerer Theil; *e*, Klinge, am Vesicalende, en face gesehen; *q*, ein Stückchen Stahlfeder, en face, zur Verbindung der Klinge, *e*, mit dem Vesicalende des Schaftes, *d*; *k*, Schraubengang am Extraurethralende, für den Cursor, *l*; *oo'*, Springfeder, oder elastische Spiralfeder; *p*, Plättchen, gegen welches die Springfeder wirkt; *m*, Knopf am Extraurethralende des Schaftes.

Fig. 4*. Vesicalende des Schaftes mit der Klinge und dem Zwischenstückchen federnden Stahls, von der Seitenfläche gesehen. *d*, Vesicalende des Schaftes; *e*, Klinge, im Profil; *q*, Stahlfederstückchen, im Profil.

Fig. 5. Stafford's gerader Urethrotom, halbe natürliche Grösse, wie solchen Stafford selbst abgebildet hat. Bezeichnung wie in Fig. 1.

Fig. 6. Stafford's gekrümmter Urethrotom, ohne Springfeder, geöffnet, natürliche Grösse. *ab*, Canüle; *c*, Extraurethralende des Schaftes; *e*, Klinge, welche am Vesicalende der Canüle, an deren convexer Fläche, vorspringt; *fg*, kleiner Spalt in der Canüle, zur Aufnahme des Zapfens, *n*, des Schaftes; *h*, Ring, zur Aufnahme des Daumens der linken Hand; *m'*, Ring am Extraurethralende des Schaftes, zur Aufnahme des Zeigefingers der rechten Hand; *k*, Schraubengang des Schaftes, für den Cursor, *l*.

Fig. 7. Schaft des gekrümmten Stafford'schen Urethrotoms. *c*, Extraurethralende; *d*, Vesicalende des Schaftes; *k*, Schraubengang für den Cursor, *l*; *n*, Zapfen; *r r'*, Stahlspirale am Vesicalende des Schaftes; *e*, die Klinge; *s*, Zwischenstückchen federnden Stahls, zur Verbindung der Klinge mit der Stahlspirale.

Fig. 8. Stafford's gekrümmter Urethrotom mit der Springfeder, geöffnet. *a b*, die Canüle; *e*, die Klinge; *i i'*, Hülse, welche die Spiralfeder einschliesst; *k*, Schraubengang am Schafte für den Cursor, *l*; *m*, Knopf am Extraurethralende des Schaftes.

Fig. 9. Der Schaft des Stafford'schen gekrümmten Urethrotoms mit der Springfeder. *c d*, Schaft; *e*, Klinge; *k*, Schraubengang für den Cursor, *l*; *o o'*, Springfeder oder elastische Spiralfeder am Extraurethralende des Schaftes; *p*, Stahlplättchen, gegen welches die Springfeder wirkt; *r r'*, elastische Spirale am Vesicalende des Schaftes; *s*, Zwischenstück zwischen der Stahlspirale und Klinge.

Fig. 10. Stafford's Abbildung (in $^2/_3$ der natürlichen Grösse) **seines gekrümmten Urethrotoms ohne Springfeder** (Stafford, 1836, l. c. p. 62). Bezeichnung wie bei Figur 6.

Fig. 11. Ivánchich's gerader Urethrotom. *a b*, Canüle, man sieht den Spalt, in der ganzen Länge der Canüle, für die Klinge; *i i'*, Hülse oder Kapsel, in welcher die Springfeder eingeschlossen ist; *c*, Extraurethralende des Schaftes; *m*, Knopf oder Hütchen am Extraurethralende des Schaftes.

Fig. 12. Schaft des geraden Ivánchich'schen Urethrotoms mit der Springfeder. *c d*, Schaft; *e*, die Klinge am Vesicalende desselben; *o o'*, die Springfeder oder elastische Spiralfeder; *p*, Metallplättchen, gegen welches die Springfeder wirkt; *q*, federndes Stahlstückchen des Schaftes zwischen dessen Vesicalende und der Klinge.

Fig. 13. Canüle des geraden Ivánchich'schen Urethrotoms. *a*, Extraurethralende; *b*, Vesicalende; *a**, hohles Cylinderstück mit Schraubengang, mittelst dessen die Canüle in die Hülse für die Spiralfeder eingeschraubt wird (eben so wie bei den Stafford'schen Instrumenten und allen ähnlichen mit der Springfeder versehenen).

Fig. 14. Ivánchich's gekrümmter Urethrotom, geöffnet. *a b*, Canüle; *e*, die Klinge; *i i'*, Gehäuse oder Kapsel für die Springfeder; *m*, Knopf, oder Hütchen, am Extraurethralende des Schaftes.

Fig. 15. Schaft des gekrümmten Ivánchich'schen Urethrotoms mit der Springfeder. *c d*, Schaft; *e*, die Klinge; *d d'*, breiter, von oben nach unten flach gedrückter, bei *d* mit dem geraden Theil zusammengelötheter elastischer Uhrfedertheil des Schaftes.

Stafford's gerader Urethrotom.

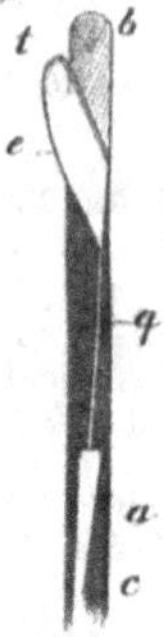

Fig. 1*

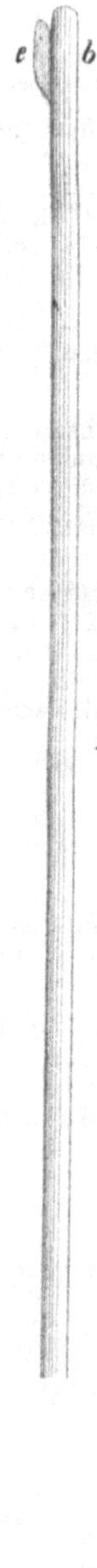

Fig. 1.

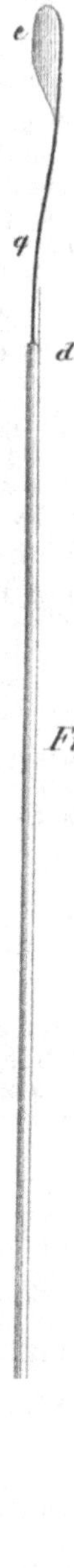

Fig. 2.

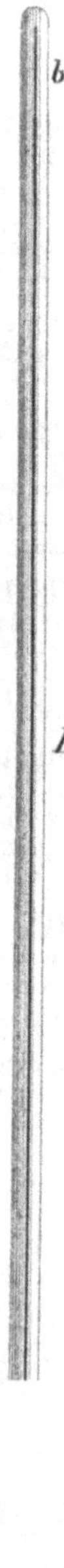

Fig. 3.

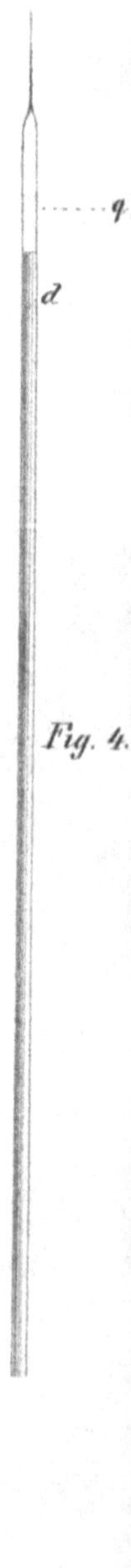

Fig. 4.

Stafford's gekrümmter

Fig. 4.*

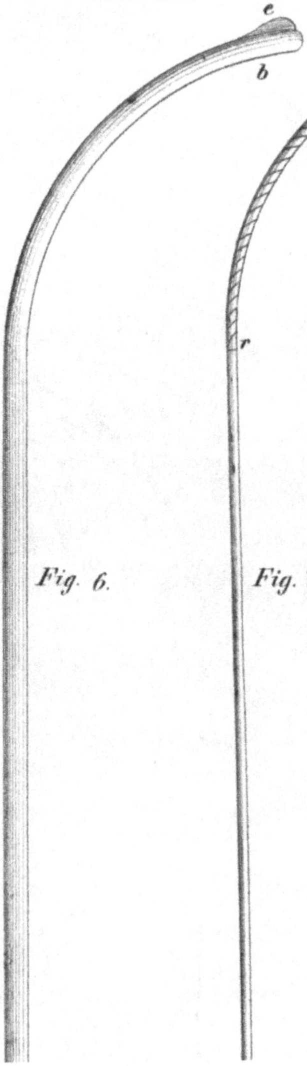

Fig. 6.

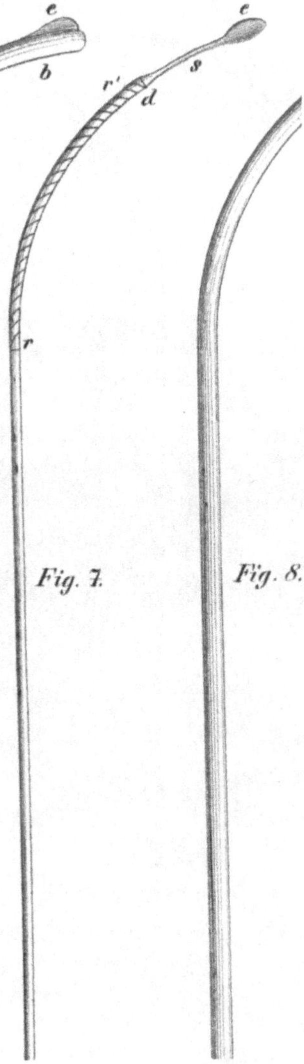

Fig. 7.

Fig. 8.

e

Fig. 5.

Urethrotom. Ivánchich's gerad

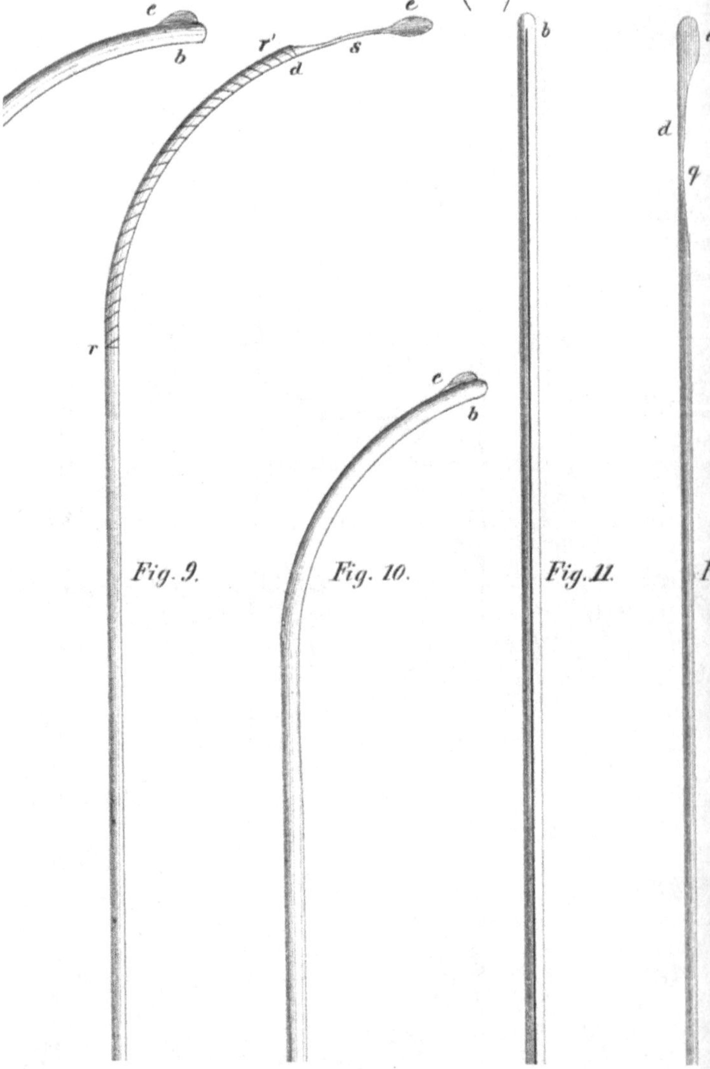

Fig. 9. Fig. 10. Fig. 11.

…thrótom. Ivanchich's gekrümmter Urethrotom.

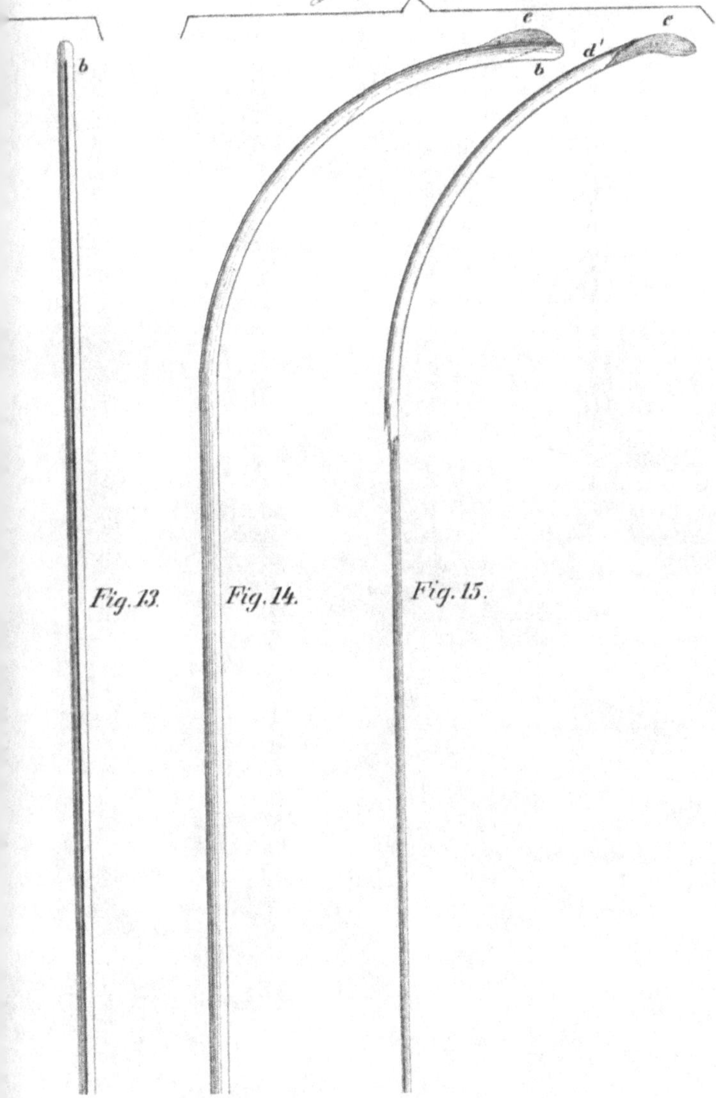

Fig. 13. Fig. 14. Fig. 15.

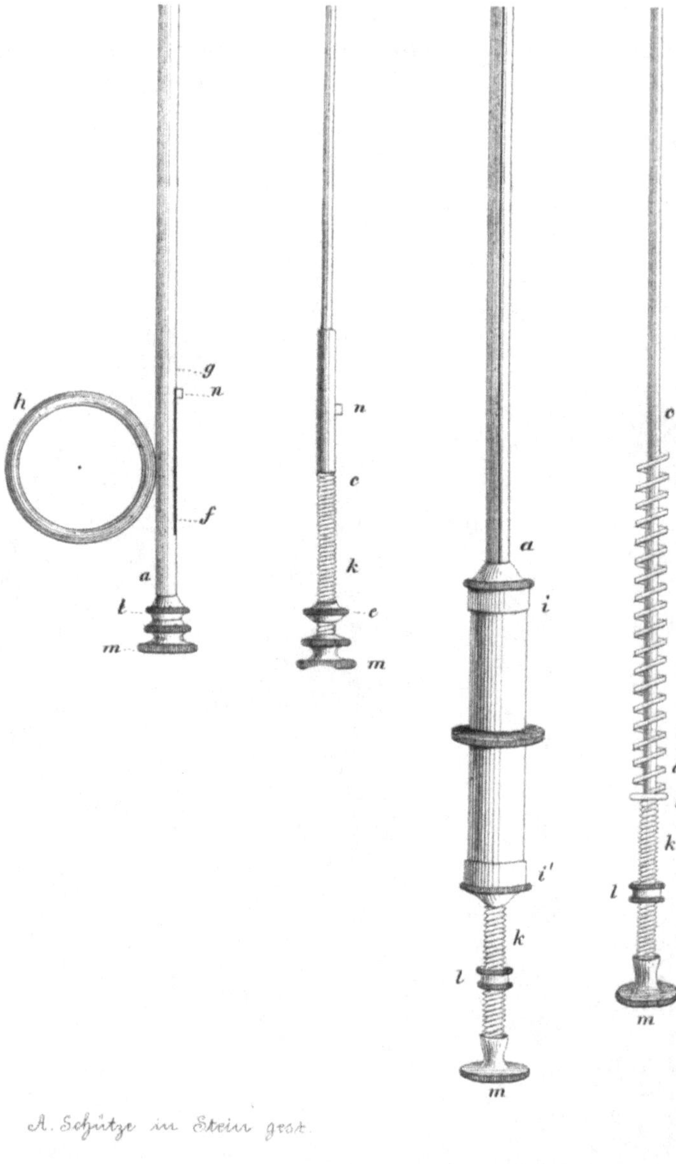

A. Schütze in Stein gest.

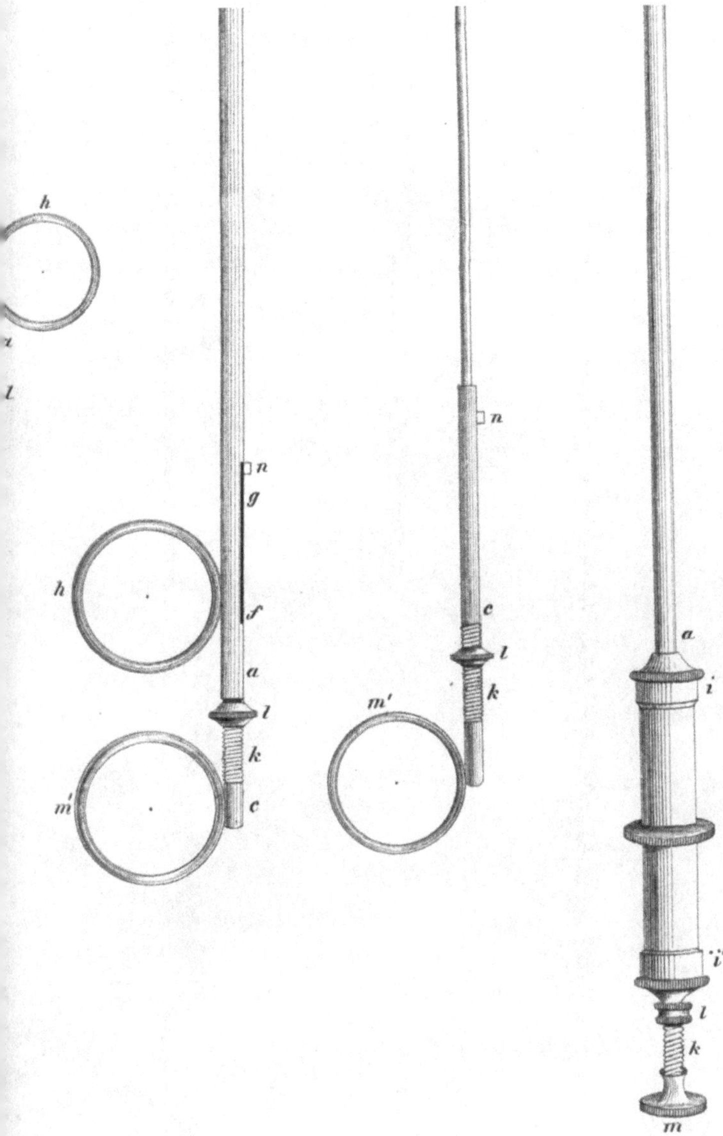
h
i
l
n
g
h
f
a
l
k
m'
c
n
c
l
k
m'
a
i
i'
l
k
m

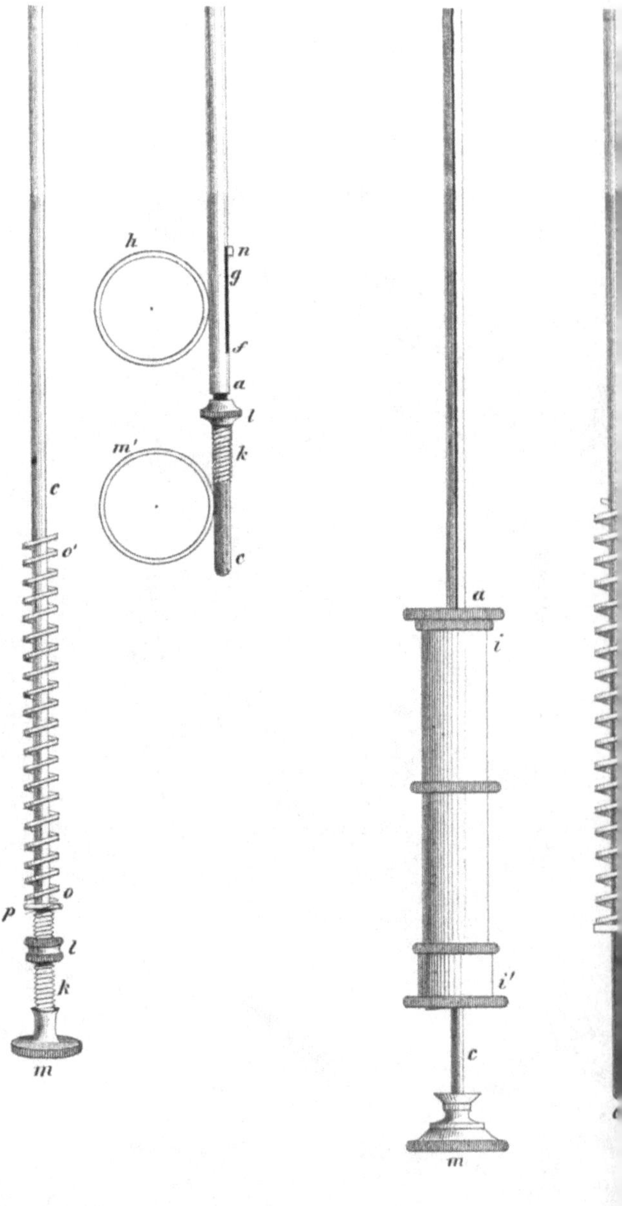
c
o'
o
p
l
k
m
h
n
g
f
a
l
m'
k
c
a
i
i'
c
m

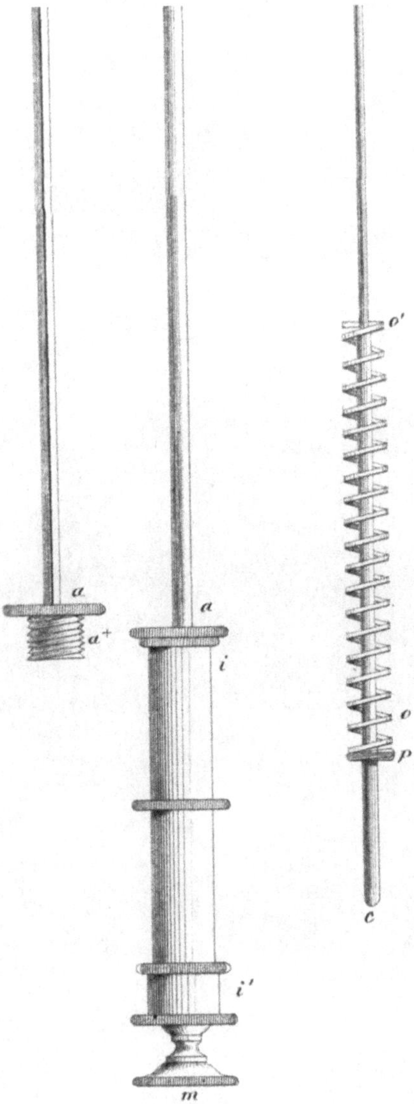
a
a+
a
i
i'
m
o'
o
p
c

Zeitfracht Medien GmbH
Ferdinand-Jühlke-Straße 7
99095 Erfurt, Deutschland
produktsicherheit@kolibri360.de